Jürgen Kaiser
Dr. med. Alexander Scharmann
Dr. med. Beate Poyck-Scharmann

Hand-
reflexzonen-
massage

W0172923

Jürgen Kaiser
Dr. med. Alexander Scharmann
Dr. med. Beate Poyck-Scharmann

Hand-
reflexzonen-
massage

Eine wirksame Therapie
zur Schmerzbekämpfung
und Ursachenbehandlung

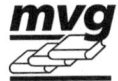

Die Deutsche Bibliothek – CIP-Einheitsaufnahme

Kaiser, Jürgen :
Handreflexzonenmassage : eine wirksame Therapie zur
Schmerzbekämpfung und Ursachenbehandlung / Jürgen Kaiser ;
Alexander Scharmann ; Beate Poyck-Scharmann. – Landsberg
am Lech : mvg-verl., 1996
  (mvg-Paperbacks ; 539)
  ISBN 3-478-08539-X
NE: Scharmann, Alexander:; Poyck-Scharmann, Beate:; GT

Das Papier dieses Buches ist chlorfrei gebleicht.

© 1994 by Verlag Orac im Verlag Kremayr und Scheriau, Wien
Titel der Originalausgabe: „Handreflexzonenmassage"

© mvg-verlag im verlag moderne industrie AG, Landsberg am Lech

Umschlaggestaltung: Gruber & König, Augsburg
Satz: Digitalsatz Robitschek, Wien
Druck- und Bindearbeiten: Ebner Ulm
Printed in Germany 080 539/7967602
ISBN 3-478-08539-X

Inhalt

Vorwort des Herausgebers

Es gibt in unserer „modernen" Zeit kaum einen Lebensbereich, der nicht auf seine gesundheitlichen Aspekte untersucht worden ist. Kein Vergnügen, kein Genuß ohne die Frage nach der möglichen gesundheitlichen Gefährdung.

Ein Essen hat nicht nur zu schmecken, es muß auch gesund sein. Kein Studium der Speisenkarte ohne die besorgte Frage, wieviel Cholesterin, Schadstoffe, Konservierungsstoffe, Rückstände, Viren dieses Schnitzel oder jenes Gemüse enthält. Hobby-Sport hat nicht nur der Zerstreuung, er muß vor allem der Fitness, der Kondition dienen; man geht nicht mehr spazieren, sondern absolviert Walking, schwimmt und joggt, übt Tai Chi und Qi-Gong für die Gesundheit. Das Sitzen im Auto, im Büro, im Fernsehsessel wirft jedesmal die sehr kontroverse Frage auf, wie nun „gesundes" Sitzen auszusehen habe (wobei gelegentlich erstaunliche Sitzpositionen angepriesen werden), von der „gesunden" Matraze, vom „gesunden" Liegen ganz allgemein, vom „gesunden" Schlaf erst gar nicht zu reden. Von der Bequemlichkeit spricht kaum jemand, denn der Schlaf muß in erster Linie gesund sein.

Das Schuhwerk, die Kleidung, die Kopfbedeckung, die Strümpfe, die Unterhose – alles hat irgendwelchen gesundheitlichen Normen zu entsprechen.

Keine Autowerbung ohne die Komponente „Gesundheit": Mal liegt der Schwerpunkt auf dem „gesunden" Autoklima, mal auf dem „gesunden" Lordosesitz.

Kein Sonnenbad ohne die besorgte Frage nach der Gesundheitsgefährdung, von der angeblich „gesunden" Alternative des Solariums gar nicht zu sprechen.

Gut so, könnte man sagen, denn damit ist ja dokumentiert, daß die Menschen gesundheitsbewußter geworden sind, mehr auf ihre Gesundheit achten als in früherer Zeit, in der der Genuß die Voraussetzung der Lebensfreude war und keineswegs als gesundheitsschädlich empfunden wurde.

Doch der Weg zu diesem gesteigerten Gesundheitsbewußtsein führte allzu oft über die Enttäuschung hinsichtlich der Möglichkeiten der modernen ärztlichen Heilkunst. Gesundheitsbewußtsein unserer Tage ist eng verbunden mit der Erkenntnis, daß es ohne die Selbsthilfe des einzelnen keine körperlich-seelische Gesundheit geben kann. Die Bandbreite der Selbsthilfe umfaßt das ständige Bedürfnis nach Information durch die Medien ebenso wie die kritische Auseinandersetzung mit den von den Ärzten empfohlenen therapeutischen Maßnahmen. Und wenn die Entwicklung so anhält, wird bis zum Ende dieses Jahrhunderts in unseren Breiten der „mündige Patient" Wirklichkeit.

Wenn dieses Buch im Rahmen des populären Themenschwerpunktes „Hilfe zur Selbsthilfe" des ORAC-Verlages erscheint, so ist das kein Zufall, denn was hier angeboten wird, nämlich die Theorie und Praxis der Handreflexzonenmassage, könnte in der Tat einen wesentlichen Beitrag zum „mündigen Patienten" leisten; dieser ist ein Patient, der nicht immer und überall den Angriff auf seine Gesundheit fürchtet, der Gesundheit zwar als eine täglich zu meisternde Aufgabe begreift, ohne dabei die Freude an den schönen Dingen des Lebens zu verlieren, der nicht nur über das böse Schicksal lamentiert, sondern versucht, aktiv gegen das ihn plagende Leid vorzugehen.

Dr. Hans Hermann von Wimpffen
Leiter der Redaktion Medizin des Bayerischen Fernsehens (ARD)

Einleitung

Alternative Heilmethoden und Schulmedizin

Was ist Gesundheit?

Dank moderner Apparate und ausgefeilter Untersuchungen ist es heute möglich, Krankheiten frühzeitig zu erkennen, und hochwirksame Medikamente ermöglichen eine zuverlässige Therapie. Dies führt jedoch nicht automatisch zu einem Zustand umfassender Gesundheit. Es ist ungeheuer schwer, den Begriff „Gesundheit" zu definieren. Die medizinische Wissenschaft kann hierfür nur Anhaltspunkte in Form von meßbaren und vergleichbaren Werten, z.B. Blutwerte, EKG oder Lungenfunktion, vorgeben. Gesundheit umfaßt darüber hinaus aber auch Bereiche wie persönliches Empfinden, soziales Umfeld und Umwelteinflüsse. Man könnte Gesundheit als einen Zustand vollkommenen körperlichen und seelischen Wohlbefindens beschreiben. Hierfür gibt es keine standardisierbaren Werte, und die jeweilige Beurteilung bleibt dem einzelnen überlassen.

Auf der Suche nach Gesundheit

Die moderne Medizin konzentriert sich heute fast ausschließlich auf den meßbaren und mit Apparaten darstellbaren Bereich. Viele Krankheiten lassen sich damit erkennen und behandeln, aber vollständige Gesundheit wird damit nicht erreicht. Dies erklärt, warum immer mehr Menschen nach zusätzlichen Heilmethoden suchen, um eine umfassende Gesundung zu erreichen. Ein wesentlicher Faktor ist sicher auch das wachsende Bedürfnis nach einer zuwendungsorientierten Behandlung. Obwohl sich unsere Gesellschaft äußerlich fortschrittlich, offen und tolerant präsentiert, findet durch den zunehmenden Wegfall der psychischen und sozialen Sicherung in der Familie eine Vereinsamung des einzelnen statt. Streß und existentielle Ängste können durch materiellen Wohlstand nicht ausgeglichen werden. Dies äußert sich in einer deutlichen Zunahme von Krankheitsbildern, die ihre Ursache zunächst nicht in einem erkrankten Organ haben. Die Beschwerden sind vielmehr Folge eines gestörten „inneren Gleichgewichts". Man bezeichnet diese Störungen auch als funktionelle, psychovegetative oder psychosomatische Erkrankungen.

Das Problem „Schmerz"

Ein wesentliches Symptom von Krankheiten aus diesem Formenkreis ist der Schmerz. Der Umgang mit Schmerzen ist in der modernen Industriegesellschaft zu einem Problem geworden. Ursprünglich wird durch Schmerz eine Gefährdung oder ernsthafte

Funktionsstörung im Körper angezeigt. Der Schmerz erfüllt damit eine wichtige Signalfunktion, die vom Betroffenen selbst, aber auch von seiner Umwelt wahrgenommen wird. Bei innerer Unzufriedenheit und sozialen Spannungen wandelt sich die Schmerzempfindung. Einerseits kommt ihr eine Ventilfunktion zum Abbau dieser Spannungen zu, andererseits bekommt sie auch Signalfunktion, um Zuwendung von der Umgebung zu erhalten. Dieser Mechanismus kann sich soweit verselbständigen, daß am Ende wirkliche Organstörungen und meßbare Krankheitszeichen auftreten.

Was sind „alternative Heilmethoden"?

Medikamente und Apparate können bei solchen Beschwerden nur die Symptome lindern, aber nicht die Ursachen beseitigen. Der Leidensdruck bleibt den Betroffenen erhalten. Dies erklärt die Verzweiflung und Unzufriedenheit, mit der sich viele Menschen sogenannten „alternativen Heilmethoden" zuwenden. Was aber sind alternative Heilmethoden? Die Grenzen zwischen Schulmedizin und „alternativer Medizin" sind fließend. Viele Heilmethoden sind aus der Erfahrung heraus entstanden und können nicht in jeder Hinsicht streng wissenschaftlich bewiesen werden. Zudem unterliegt die Schulmedizin, d.h. die heute wissenschaftlich anerkannten, medizinischen Methoden, einem ständigen Wandel. Der Begriff „alternative Heilmethoden" ist keine sehr günstige Bezeichnung. Er unterstellt nämlich, daß solche Methoden eine gleichwertige Alternative zur Schulmedizin darstellen. Diesem Anspruch können sie aber nicht gerecht werden.

Fern und doch nah

Eine weitere Ursache für die Hinwendung zu Heilmethoden, die stark mit einer philosophischen Haltung verknüpft sind, ist das Bedürfnis der Menschen, den Sinn der eigenen Existenz zu erklären. Die Definition von Gesundheit als Einheit von Körper und Seele ist nicht erst in unserer Zeit entstanden. Man findet diese Vorstellungen in jeder philosophisch ausgerichteten, medizinischen Lehre. Viele Menschen, die heute dem Trend zur asiatischen Philosophie folgen, vergessen, daß sich die Ideen eines körperlichen und seelischen Gleichgewichtes im Einfluß des ihm übergeordneten Kosmos auch in unserer abendländischen Philosophie wiederfinden lassen. Das Symbol von Yin und Yang als dynamische Einheit von zwei Gegensätzen ist eine gelungene Darstellung. Das Leben im Fluß zwischen Gegensätzen ist aber keine Besonderheit der asiatischen Philosophie, sondern findet sich in den Denkweisen fast aller Kulturen wieder.

Fortschritt und Tradition

Die moderne Medizin gibt uns heute die Möglichkeit, viele lebensbedrohliche Krankheiten besser zu behandeln. Schwere Infektionskrankheiten lassen sich durch moderne Antibiotika bezwingen. Medikamentöse und apparative Intensivmedizin ermöglichen das Überleben bei schweren Verletzungen und lebensbedrohlichen Körperfunktionsstörungen. Die Neugeborenensterblichkeit konnte deutlich gesenkt werden, und viele Menschen erreichen heute ein hohes Alter. Auf diese positiven Entwicklungen möchte mit Sicherheit niemand verzichten. Die Schulmedizin steht außerdem in einer langen und kontinuierlichen Tradition, in der das Wissen um den Aufbau des menschlichen Körpers und seine Funktionen durch naturwissenschaftlich exakte Forschung begründet wurde. Bei allen Tätigkeiten im medizinischen Bereich müssen diese Grundlagen berücksichtigt werden.

Nutzen und Risiko

In der jüngsten Zeit hat eine oft verbitterte Diskussion über Nutzen und Risiken der schulmedizinischen Therapie stattgefunden, und der Wunsch nach „nebenwirkungsarmen, alternativen Heilmethoden" hat zu einem wahren Boom auf diesem Sektor geführt. Steht man der Schulmedizin kritisch gegenüber, so muß man dies bei alternativen Heilmethoden um so mehr sein. Läßt sich eine „alternative Heilmethode" nicht mit den fundierten Grundlagen der modernen Medizin verbinden, ist größte Vorsicht angebracht. Ebenso, wenn die Anwender solcher Methoden meinen, ohne fundierte medizinische Kenntnisse Krankheiten behandeln zu können. Alternative Heilmethoden in den Händen unsachkundiger Therapeuten und die Anwendung bei fehlerhaften Diagnosen stellen eine große Gefahr für den Patienten dar.

Die Qual der Wahl

Wichtigste Voraussetzung für die Wahl der richtigen Heilmethode ist eine exakte Diagnosestellung. An zweiter Stelle steht die Abwägung von Nutzen gegen Risiko der möglichen Heilverfahren. Hierbei spielen viele Faktoren eine Rolle:
● bekannte Wirkungen und Nebenwirkungen der Methode;
● Fähigkeiten des Therapeuten zur Anwendung der Methode;
● Bereitschaft des Patienten zur Anwendung der Methode;
● körperliche und seelische Verfassung des Patienten;
● der Zeitraum, der für die Therapie zur Verfügung steht.
Bei jeder Form von Therapie ist es wichtig, Entscheidungen zu treffen und den einmal beschrittenen Weg konsequent zu gehen. Therapeut und Patient müssen die Therapie gemeinsam beobachten und auch bereit sein, Änderungen vorzunehmen, wenn dies erforderlich ist. Voraussetzung hierfür ist ein vertrauensvolles und ehrliches Verhältnis zwischen Therapeut und Patient.

Einheit statt Trennung

Wenn all diese Forderungen erfüllt sind, lautet die Frage nicht mehr: „Schulmedizin oder alternative Heilmethoden?" Der Schlüssel zu einer optimalen Behandlung und der Weg zu einer vielleicht umfassenderen Gesundheit liegt in der Verknüpfung von Schulmedizin und alternativen Heilverfahren.

Gemeinsam mit Jürgen Kaiser, der die Methode der Handreflexzonenmassage erarbeitet hat, haben wir in diesem Buch Brücken geschlagen zwischen alternativer Heilmethode und Schulmedizin.

Damit die Benutzer dieses Buches sicher auf diesen Brücken gehen können, haben wir sie mit einem stabilen Geländer versehen. Die hier vorgenommenen Therapieempfehlungen für die Handreflexzonenmassage und die Beschreibung der Krankheitsbilder mit Hinweisen auf Besonderheiten und Gefahren ermöglichen auch dem medizinischen Laien einen sicheren Umgang mit der Methode. Dennoch möchten wir den Benutzern ans Herz legen, im Zweifelsfalle ärztlichen Rat einzuholen.

Anspruch und Wünsche

Aufbau und Funktion des menschlichen Körpers sind ungeheuer spannende Themen, und in einer Zeit, in der das Verhältnis vieler Menschen zum eigenen Körper nachhaltig gestört ist, stellt das Wissen um den eigenen Körper auch einen wichtigen Aspekt in der Gesundheitserziehung dar. Die Beschäftigung mit den Krankheitsbildern soll nicht zur verstärkten Suche nach Krankheitszeichen führen, sondern einen Weg zur Gesundung oder Gesunderhaltung aufzeigen. Das Buch beleuchtet punktuell, aber dennoch breit gestreut, Krankheitsbilder, die in der Erfahrung der Reflexzonentherapeuten gut auf die Behandlungsmethode angesprochen haben. Die Therapieempfehlungen im Textteil sind beispielhaft und sollen helfen, schulmedizinische Therapie zu verstehen. Der Umgang mit Medikamenten erfordert oft spezielle Kenntnisse und sollte deshalb nur in Kooperation mit dem Arzt Ihres Vertrauens erfolgen.

Zur Geschichte der Handreflexzonenmassage

Im Zeitalter der Maya und der Inka hatten die Mediziner dieser hochzivilisierten Völker keine Apparate, um Krankheiten zu diagnostizieren und zu behandeln. In dieser Zeit entstand die Reflexzonentherapie, die die Möglichkeit zu einer komplexen Behandlung und einer guten Diagnose bietet.

Diese Erkenntnisse wurden von den Maya für die nachfolgenden Generationen in geheiligte Steintafeln eingemeiselt. Nach dem Untergang der Mayakultur sind diese Erkenntnisse verlorengegangen.

In der Hochkultur der Maya, 300 – 700 n. Chr., wurden intellektuelle Hochleistungen vollbracht, wobei die Wissenschaft ganz im Dienst der Religion stand. Auf drei Wissenschaften hatten sich die Maya spezialisiert: Auf die Mathematik, die Astronomie und die Medizin.

Die Maya-Schrift erreichte eine höhere Stufe als alle anderen Schriftsysteme des indianischen Amerika. Sie besteht, ähnlich der ägyptischen Schrift, aus einer Verbindung von ideographischen und phonetischen Zeichen und ist bis heute nicht vollständig entschlüsselt. Auf den Steinsäulen bzw. -tafeln, den sogenannten Stelen, sind diese datierten Inschriften zu finden, die zu Ehren von Göttern und Herrschern errichtet wurden.

In der Mathematik hatten die Maya ein Stellenwertsystem ermittelt, das es ihnen ermöglichte, den vielgerühmten Kalender zu entwickeln. Um die genaue Länge eines Sonnenjahres zu bestimmen, waren sehr genaue astronomische Messungen und Beobachtungen der Himmelskörper notwendig. Die Umlaufbahnen und -zeiten von Sonne, Mond und Venus wurden auf diese Weise erkundet.

Alles Tun der Maya war ihrer Religion und Mythologie untergeordnet. In der Mythologie wurde der Planet Venus als Doppelgänger des Königs von Tula, der zugleich einen Gott darstellt, gesehen. Die Rolle der Venus in der Symbolik besteht darin, Bewegung darzustellen, die nach einem Aufenthalt in den Abgründen der Erde zurück in das Reich der Sonne führt. Das nachfolgende Bild 1 zeigt den abendlichen Untergang des Planeten Venus.

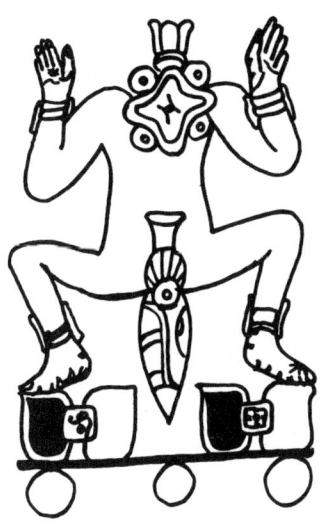

Bild 1

Auf dem Bild nehmen die Hände und die Füße einen sehr großen Raum ein, die Bewegung kommt darin zum Ausdruck. Die Hände und Füße helfen mit, die Abgründe – die Krankheiten – zu überwinden, um zum Glück – der Gesundheit – zu gelangen. Der Planet Venus verkörpert die Liebe, die Harmonie. Hier kann ein großer Stellenwert der Hand- und Fußreflexzonenmassage abgelesen werden.

Die Maya waren auf dem Gebiet der Medizin bewandert. Wie Ausgrabungen zeigen, wurden Schädelplatten gefunden, bei denen Knochenstücke herausgemeißelt waren. Schon zur damaligen Zeit wurden – sehr wahrscheinlich aus religiösen Gründen – Schädeloperationen vorgenommen.

Im Jahre 1938 haben Dr. Fitzgerald und Eunice Ingham aus Amerika die Steintafeln, die Fußreflexzonenmassage betreffend, entdeckt, entziffert und medizinisch ausgearbeitet (siehe Abschnitt: Die Fußreflexzonenmassage, eine Überlieferung der Maya). Auf anderen Steintafeln war die Handreflexzonenmassage überliefert, doch diese Tafeln waren gänzlich verwittert und konnten nicht entschlüsselt werden. Somit wurde nur die Fußreflexzonenmassage weltweit bekannt. Die Handreflexzonenmassage war zwar in aller Munde, nur die richtigen Zonen konnte man nicht bestimmen.

Jürgen Kaiser, von Beruf Masseur und medizinischer Bademeister, ausgebildet in der Fußreflexzonenmassage, machte sich 1983 an die Arbeit, die Handreflexzonenmassage zu erforschen und die Zonen topographisch zu ordnen. In 10jähriger Arbeit hat er die entsprechenden Zonen gefunden. Er erkannte, daß die Handreflexzonenmassage, richtig angewandt, noch größere Behandlungserfolge erzielt als die Fußreflexzonenmassage, daß sie leichter zu handhaben und deshalb auch für den Laien erlernbar ist.

Jeder, der die Handreflexzonenmassage erlernt, ist in der Lage, sich und anderen bei akuten und chronischen Schmerzen ohne Medikamente zu helfen.

Die Fußreflexzonenmassage, eine Überlieferung der Maya

Auf dem Altar von Copan sind bereits vor tausend Jahren Fußreflexzonenbehandlungen in Stein gehauen worden. Die Darstellung ist verschlüsselt, so daß nur „Medizinleute" den Inhalt verstehen.

Zunächst sehen Sie auf der gegenüberliegenden Seite eine komplette Kopie des Altars von Copan, gefertigt von dem Archäologen Frederick Catherwood. Die Steintafel zeigt die Behandlung der wichtigsten Organe und Körperteile sowie allgemeine Grundsätze zum Steigern des Wohlbefindens des Menschen. Die Maya gingen bei der Reflexzonenmassage von oben nach unten vor, die Einzelbilder sind topographisch von oben nach unten geordnet. Eine ausführliche Beschreibung aller Bilder würde den Rahmen dieses Buches sprengen. Daher werden nur die ersten drei Bilder (auf der Tafel in der obersten Reihe von links nach rechts) genauer erläutert; sie zeigen die Behandlung des Hinterkopfes, des Gesichtes und des Ohrs.

Die senkrechten Balken in den Einzelbildern stehen für den betreffenden Körperbereich. Drei Balken weisen auf den Kopfbereich, zwei Balken auf den Hals- bzw. Brustbereich, und ein Balken auf den Bauch- bzw. Beckenbereich hin.

Die Punkte in den Einzelbildern haben doppelte Bedeutung. Einerseits beschreiben sie die Massagetechnik und sind richtungsweisend, z.B. bei Bild 5 (Halswirbelsäule) wird die Halswirbelsäule von oben nach unten behandelt. Andererseits sind sie auch Bezugspunkte für die drei Bereiche Kopf, Hals und Brust sowie Bauch und Becken. Sind in einem Bild drei Punkte, so ist ein Bezug zum Kopfbereich vorhanden, z.B. bei Bild 14, dem Magen und Zwölffingerdarm, wo die Nahrungsaufnahme durch den Mund den Bezug zum Kopf herstellt.

Kopie des Altars von Copan, gefertigt von Frederick Catherwood:

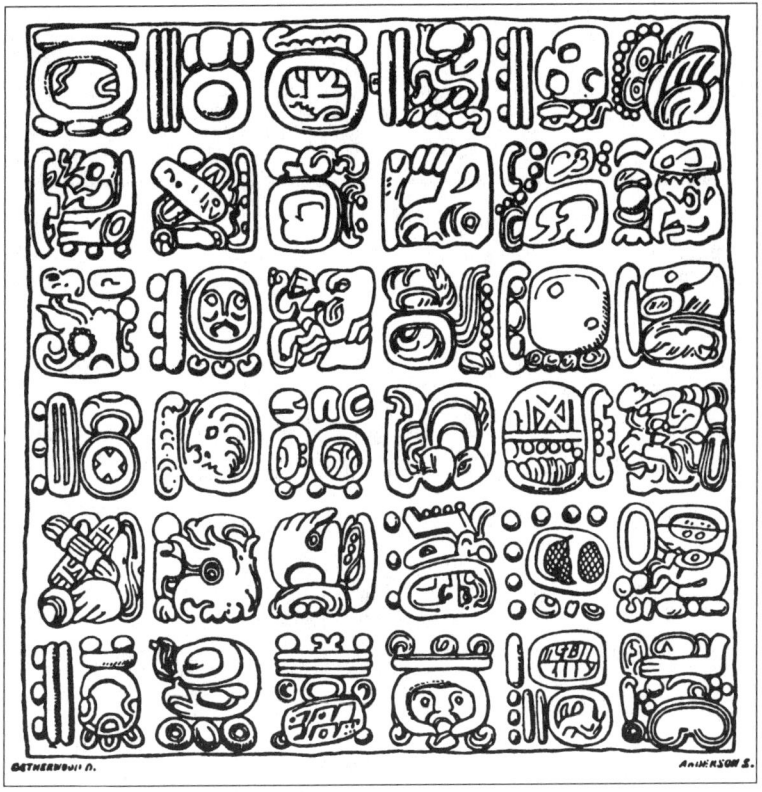

Aus: Victor von Hagen, „Auf der Suche nach den Maya",
Rowohlt Verlag, Reinbek 1976

In den Einzelbildern ist sehr viel verschlüsselte Information enthalten. Es folgt nun
die Interpretation der drei ersten Bilder des Altars von Copan im Hinblick auf die
Fußreflexzonenmassage mittels einer Zeichnung. Das Schema verdeutlicht die Bezie-
hung der Fußreflexzonen zu den Einzelbildern der Maya-Tafel.

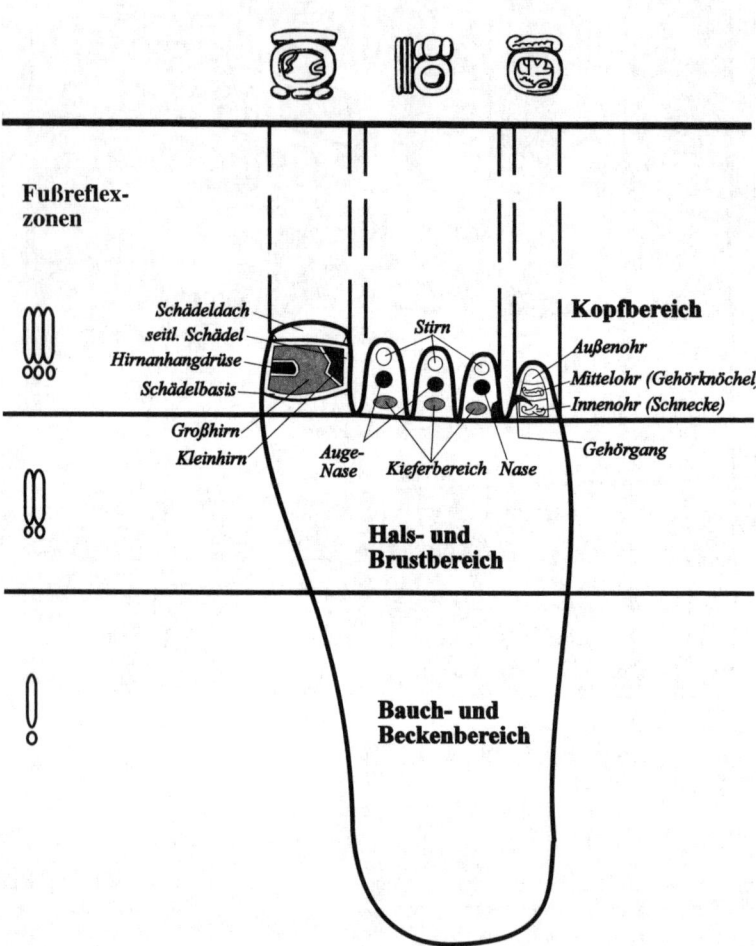

Fußreflexzonen

Schädeldach
seitl. Schädel
Hirnanhangdrüse
Schädelbasis

Stirn

Kopfbereich

Außenohr
Mittelohr (Gehörknöchel)
Innenohr (Schnecke)

Großhirn
Kleinhirn

Auge-
Nase

Kieferbereich

Nase

Gehörgang

**Hals- und
Brustbereich**

**Bauch- und
Beckenbereich**

Die einzelnen Bilder der Maya-Tafel

Hinterkopf

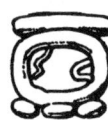

Oben: Schädeldecke.
Mitte: Ganzer Schädel mit 3 Teilen des Gehirns.
Unten: Die Behandlung der großen Zehen wird dargestellt.

Gesicht

Oben: Zweite, dritte und vierte Zehe.
Unten: Der kleine Kreis stellt das Gesicht dar.
Links: Die Behandlungsrichtung ist von oben nach unten, die 3 Balken weisen auf den Kopfbereich hin.

Ohr

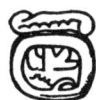

Oben: Darstellung der Gehörknöchelchen.
Unten: Schädelkreis.
Im Kreis oben ist die Schnecke sichtbar
Im Kreis unten sieht man den Gehörgang.

Lymphwege

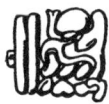

Oben: Ein Leitungssystem, das die Lymphwege darstellt.
Unten: Zehen und Zehengrundgelenke.
Links: Zeigt das Behandlungsgebiet zwischen den Zehen. Die zwei Balken deuten auf den Hals- u. Brustbereich hin.

Halswirbelsäule

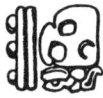

Oben: Auf der Seite liegend, ein schmerzverzerrtes Gesicht.
Unten: Die sieben Halswirbel, ungeordnet.
Links: Die Richtungspunkte neben den Zehen bedeuten, von oben nach unten behandeln.

Brustwirbelsäule

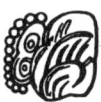

Links: Die zwölf Brustwirbel umkreisen die Bronchien.
Rechts oben: Ein Lungenflügel.
Rechts Mitte: Ein paar Rippen.
Rechts unten: Die Brustmuskulatur.

Lendenwirbelsäule, Kreuzbein und Steißbein

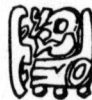

Oben: Die fünf Lendenwirbel, ungeordnet.

Links: Ein halbes Kreuz, das Kreuzbein mit dem Anhang des Steißbeins.

Rechts: Der Fuß mit den Richtungspunkten.

Schulter und Arm

Links: Die Arme überkreuzt.

Rechts: Schultergelenk.

Unten: Kleinzehenseite bis Ellenbogen.

Nacken und Schilddrüse

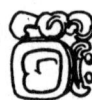

Oben: Schilddrüsenmittelpunkt mit rechtem und linkem Schilddrüsenlappen

Links: Die zum Kopf gehörende Muskulatur.

Rechts: Lage der Schilddrüse im Halsbereich.

Herz und Zwischenrippenmuskulatur

Links: Fußrücken auf Höhe der Herzreflexzone und die dazugehörende Muskulatur.

Rechts: Behandlungspunkt des Herzens unterhalb der Großzehe am Vorderfußballen.

Lunge, Luft- und Speiseröhre

Links: Oben die Speiseröhre, unten die Luftröhre. Die sechs Brustwirbel bilden die Trennung.

Rechts: Der große und der kleine Lungenflügel.

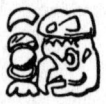

Herzbezugszone

Links: Hinweis auf zu hohen oder zu niedrigen Blutdruck.

Rechts: Schlechte Blutzirkulation im Kopfbereich.

Zwerchfell

Oben: Die Trennung zweier Körperteile.

Unten: Ein Fell mit zentraler Aufgabe.
Der liegende Mond spiegelt die Ausatmung, die Sonne
in der Mitte die Einatmung wider.

Magen und Zwölffingerdarm

Links: Der senkrechte Balken ist ein Zeichen des beginnenden
Bauchraums. Die drei Punkte weisen auf die Nahrungsaufnahme im Kopf- und Halsbereich hin.

Rechts: Der Magen steht im Zusammenhang mit dem Gesicht,
darunter der Zwölffingerdarm: 2x6 Stulpen.

Leber und Galle

Links: Der Gallengang oben und die Leitung der
Bauchspeicheldrüse unten treffen aufeinander.

Rechts: Die Leber, nach links schließt sich die Galle an.
Um die Leber windet sich der Schwanz
der Bauchspeicheldrüse.

Bauchspeicheldrüse

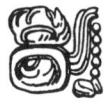

Oben: Der Kopf der Bauchspeicheldrüse.

Unten: Der Körper der Bauchspeicheldrüse.

Rechts: Der Schwanz in Höhe des zweiten Lendenwirbels.

Milz

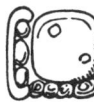

Links: Lage der Milz in Höhe des neunten Brustwirbels.

Rechts: Die Milz. Die zwei Punkte zeigen den Funktionswechsel
der Milz im Laufe des Alters an.

Unten: Verschiedene Drehrichtungen bei der Behandlung.

Nieren und Nebennieren

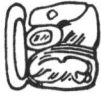

Oben: Hintere Wandung des Körpers.

Mitte: Die Nebenniere.

Unten: Die Niere.

Harnleiter und Blase

Links: Verlauf der Harnleiter von der Niere nach unten.
Rechts: Oben die Prostata, der Kreis unten mit dem Kreuz
ist die Blase.

Dünn- und Dickdarm

Links: Dickdarmrohr.
Rechts: Der Dünndarm mit seinen Windungen.

Unterleibsorgane

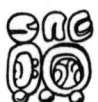

Links: Mann mit Hoden, seitlich stehend auf zwei Beinen.
Rechts: Frau mit Kopf und langen Haaren, im Kreis die
Gebärmutter, seitlich stehend auf allen vieren.

Enddarm und After

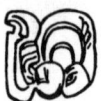

Links: Aftermuskel zum Ausgang.
Rechts: Enddarmhöhle mit Übergang zum After.

Bauch- und Beckenmuskulatur

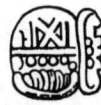

Links: Der Kreis ist der ganze Bauchbereich: oben der Bauch und
unten das Becken.
Rechts: Die Bauch- und Beckenmuskulatur beginnt oberhalb
des Magens und endet bei den Unterleibsorganen.

Hüfte

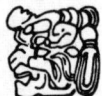

Links: Gesicht eines alten Menschen.
Rechts: Man erkennt das Kugelgelenk.

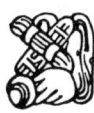

Beine

Oben: Gekreuzte Beine, kräftiger als die Arme.

Rechts: Unten ist der Fuß dargestellt, mit hochlaufender Achillessehne die Reflexzone.

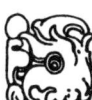

Knie

Links: Hier ist das ganze Bein mit sehr großer Hüftkugel abgebildet, in der Mitte eine große Ausstülpung, das Knie.

Rechts: Die Meniskusscheiben mit dem Gelenksmittelpunkt.

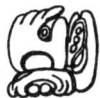

Sonnengeflecht

Links: Der abgebildete Fuß zeigt eine Einkerbung zwischen 1. und 2. Zehe. Unterhalb dieser Zehengrundgelenke liegt die Zone des Sonnengeflechts.

Rechts: Über die 3 bzw. 4 senkrechten und 2 waagrechten Punkte ist die Lage des Sonnengeflechts zu bestimmen: 4 Bilder nach rechts und 2 nach unten führen zu Bild 10, der Herzzone. Mit 2 Bildern nach rechts und 3 nach unten gelangt man zum Magen, Bild 14.
Zwischen Herz und Magen ist das Sonnengeflecht.

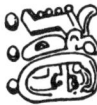

Übergewicht reduzieren

Links: Die drei Punkte verbinden die Bilder 2 (Gesicht), 5 (Hals), 11 (Speiseröhre) und 14 (Magen).

Oben: Kieferbereich mit Zunge und Gaumen.

Unten: Gedrückter Magen.

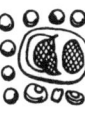

Geschmacksempfinden anregen

Mitte: Essenseinnahme links schlecht, rechts gut.

Rahmen: Die zehn Punkte weisen auf die Behandlungszonen hin. Jeder Punkt entspricht einem Einzelbild der Tafel. Arme und Herz werden nicht therapiert, da die Punkte 8 und 10 gestrichen sind.

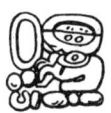

Beweglichkeit fördern

Rechts: Ein Mensch mit Bewegungseinschränkung bei der Arbeit. Hinweis auf die Wirbelsäule und sämtliche Gelenke.

Hormonhaushalt regulieren

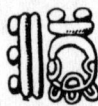

Links: Hinweis auf den Halsbereich und die Schilddrüse.

Rechts: Oben die Hypophyse, in der Mitte ist die obere Hälfte des Kreises die Nebenniere, darunter sind die Unterleibsorgane abgebildet.

Ausdauer steigern (Atemregulierung)

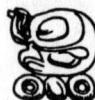

Oben: Lungenflügel in Aktion.

Unten: Hinweis auf den Hals- und Brustbereich.

Gleichgewichtsstörungen beseitigen

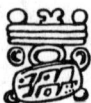

Oben: Hinweis auf das 3. Bild (Ohr) und den Kopfbereich.

Mitte: Gedrückter Kopfbereich.

Unten: Körper mit allen Organen.

Anregung des allgemeinen Wohlbefindens

Oben: Hinweis auf Bild 1 (Kopf), Schwerpunkt Gehirn.

Unten: Darstellung einer Ganzkörperbehandlung.

Steigerung der Potenz

Oben: Symbol des Mannes: 1.

Unten: Symbol der Frau: 2.
Hinweise auf die Bilder 12 (Herzbezugszone, zum Blutdruck steigern) und 21 (Unterleibsorgane).

Beruhigungsgriffe mit Ausstreichung

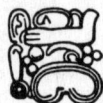

Oben: Die Hand bei der Ausstreichung inmitten einer Unordnung.

Unten: Die Brille, die Ordnung und Harmonie schafft.

Theoretische Grundlagen der Handreflexzonenmassage

Gehirn und Nervensystem

An allen Nervenenden spiegelt sich der ganze Körper mit seinen Organen wider; zu diesen Stellen zählen der Kopf, die Haut, der Fuß und die Hand. Diese Zonen kann man empirisch nachweisen, und sie werden seit Jahrtausenden zu Krankheitsbehandlungen herangezogen. In Asien wird mit der Akupunktur, bei den Maya und Inka wurde mit der Reflexzonentherapie gearbeitet.
Diese Therapien gewinnen immer mehr an Bedeutung. Das ersehen wir daran, daß sich immer mehr Schulmediziner mit diesen Behandlungsformen ernstlich auseinandersetzen und gute Ergebnisse damit erzielen.
Mediziner stellten fest, daß in der Großhirnrinde die Zonen der Hand, des Fußes und des Kopfes den größten Querschnittsanteil besitzen und daher die Impulsmeldungen weit verzweigter und häufiger ankommen können als bei anderen Körperteilen. Siehe Bild 2.

Zu Bild 2: Im somato-sensorischen Feld der Großhirnrinde (links im Querschnitt) treffen die Signale ein, die die Sinnesorgane des Körpers zum Gehirn schicken. Das motorische Rindenfeld (rechts im Querschnitt) steuert die Körperbewegungen. Da jedem Körperteil ein bestimmter Bereich dieser Rindenfelder zugeordnet ist, kann der gesamte Körper auf die Hirnoberfläche projiziert werden. Die einzelnen Körperteile sind in der motorischen Rinde und in der somato-sensorischen Rinde abgebildet.

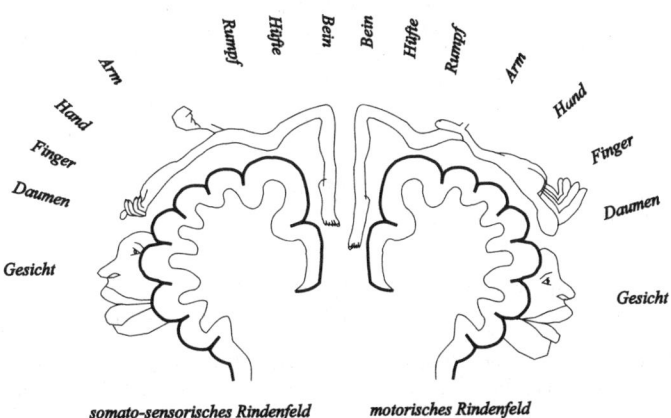

somato-sensorisches Rindenfeld   motorisches Rindenfeld

Bild 2

Über das Gehirn und das Nervensystem – das wohl erstaunlichste Organ des Menschen, welches das Leben hervorgebracht hat – müssen wir mit der Reflexzonentherapie behandeln, um gute Erfolge zu erzielen. Gehirn und Nervensystem bestehen, wie alle anderen Teile des menschlichen Körpers, aus einzelnen Zellen, deren Komponenten man kennt und die sich isoliert untersuchen lassen. Die Nervenzellen sind wiederum untereinander zu Netzwerken von unvorstellbarer Komplexität verknüpft und besitzen schätzungsweise über hundert Milliarden Nervenzellen. Gewöhnlich bekommt eine Nervenzelle Informationen von Hunderten bis Tausenden ihresgleichen, und sie überträgt Signale, deren Anzahl in der gleichen Größenordnung liegen.

Wirkungsweise der Handreflexzonenmassage

Die Handreflexzonenmassage läßt sich an einem Denkmodell veranschaulichen:
Durch kreisendes Drücken der Handfläche lösen wir in der Nervenleitung um die Blutgefäße (Arterien und Venen), die in der Hand reichlich vorhanden sind, einen Energieimpuls aus. Dieser Energieimpuls gelangt über Nervenkanäle zum Rückenmark. Hier findet eine Sammlung der Impulse statt. Dieses summierte Energiepotential wird über die Nervenkanäle, welche die entsprechenden Organe oder Körperteile versorgen, abgeleitet. Im Körper findet ein Energieaustausch statt. Ein Teil dieser Energie geht zum Gehirn, ein anderer Teil strömt zu dem entsprechenden Organ oder Körperteil. Funktioniert die Energieteilung gut, so ist der Körper gesund. Erfolgt keine Energieteilung, so wird das summierte Energiepotential an den Ausgangsort, die Hand, zurückgeleitet. Die Stelle der Hand, die gerade behandelt wird, schmerzt stark. Das entsprechende Organ oder der entsprechende Körperteil ist geschwächt.
Behandeln wir nun über einen längeren Zeitraum, wird das summierte Energiepotential im Rückenmark so groß, daß die Barriere des Schmerzimpulses unter Druck gerät und einbricht. Es erfolgt eine Energieteilung, der Energieimpuls kann wieder normal fließen und führt eine Harmonie im Körper herbei.

Ein Beispiel aus der Natur

Stellen wir uns vor, das Nervensystem gleiche einem Flußlauf mit vielen Nebenarmen. Schauen wir den Wasserkreislauf an, so erkennen wir drei Flußarme (siehe Bild 3).
Ein Flußarm kommt von der Quelle, diese ist mit der Hand zu vergleichen. Der zweite Flußarm mündet in einen See; im Beispiel entspricht der See einem Organ. Der dritte Flußarm endet im Wasserreservoir, das mit dem Gehirn gleichzusetzen ist. Das Reservoir sammelt das ankommende Wasser und verteilt es wieder in die Flußarme.

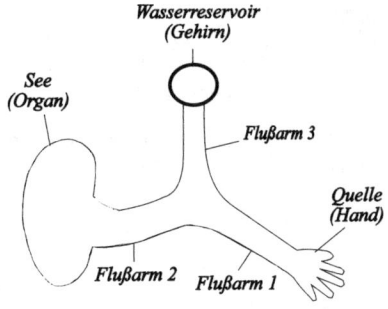

Bild 3

Die Quelle (Hand) bringt Wasser hervor, dieses gelangt ungehindert längs des Flußarmes 1 zum Kreuzungspunkt der drei Flußarme. Das Wasser nimmt den Weg des geringsten Widerstandes. Ein Teil des Wassers fließt in den Flußarm 2 und wird vom See (Organ) vollständig aufgenommen. Der restliche Teil fließt in den Flußarm 3 und wird vom Wasserreservoir (Gehirn) gespeichert. Ist der Flußarm 3 leer, wird das Wasser vom Reservoir zum Kreuzungspunkt zurückgeleitet. Hier teilt sich der Wasserstrom, ein Teil fließt zum See, ein anderer Teil zur Quelle zurück. Dies bedeutet, es kommt weniger Wasser zur Quelle zurück, als ausgeschüttet wurde. Der Wasserkreislauf ist intakt. Siehe Bild 4.

Dieser Vergleich veranschaulicht einen gesunden Körper, bei dem der Energieaustausch reibungslos vonstatten geht.

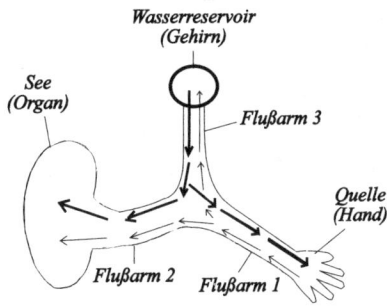

Bild 4

Ist ein Organ krank oder geschwächt, so läßt sich dies beim Wasserkreislauf wie folgt darstellen (siehe Bild 5):

Im Flußarm 2 ist ein Damm errichtet worden. Das heißt, wenn Wasser aus der Quelle (Hand) sprudelt, ist der Weg zum See (Organ) versperrt. Das gesamte Wasser gelangt zum Wasserreservoir (Gehirn) und von dort wieder zurück zur Quelle (Hand). Im Bereich der Quelle (Hand) kommt es zu einer Überschwemmung. Der Wasserkreislauf ist nicht in Ordnung.

Dies bedeutet, daß in der betreffenden Reflexzone der Hand Schmerzen auftreten. Die Ursache ist in dem zugeordneten Organ zu finden.

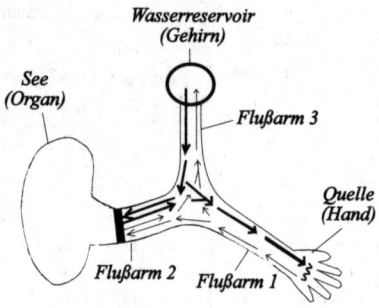

Bild 5

Die Handreflexzonenmassage bewirkt nun folgendes:

Die Ausschüttung der Quelle (Hand) wird verstärkt, damit mehr Wasser in die Flußarme 1 und 2 einfließen kann. Es erfolgt ein erhöhter Druck auf den Damm. Bei einem bestimmten Druck wird der Damm einstürzen und den Weg zum See (Organ) freigeben. Der Wasserkreislauf wird somit wieder intakt gesetzt. Im übertragenen Sinn heißt das, daß das kranke oder geschwächte Organ erfolgreich therapiert wird. Der Körper ist wieder gesund.

Dabei sind akute Beschwerden, die plötzlich auftreten, von chronischen Beschwerden, die seit langem vorhanden sind, zu unterscheiden. Bei akuten Beschwerden ist der Damm schmal und leicht zum Einstürzen zu bringen. Bei chronischen Beschwerden ist der starke Damm fest verankert, und es bedarf einiger Anstrengung, ihn zu durchbrechen. Aber wie heißt es in einem Sprichwort: „Steter Tropfen höhlt den Stein". Bei einer chronischen Erkrankung muß die Behandlung über einen Zeitraum von mindestens 1 bis 4 Monaten erfolgen, damit eine deutlich erkennbare Besserung eintritt.

Was erreichen wir mit der Handreflexzonenmassage?

Als erstes erfahren wir bei der Behandlung, ob körperliche oder organische Schäden vorliegen, das heißt, wir können eine Befundaufnahme erstellen.

Zum zweiten können wir Schmerzen und Krankheitsursachen effektiv behandeln. Das heißt, alle Krankheitsbilder, die hier im Buch aufgelistet sind, können Sie selbst behandeln.

Natürlich gibt es auch Grenzen der Behandlung, beispielsweise Herzinfarkt, schwere Unfälle, Blutungen, Krebs, schwere ansteckende Krankheiten oder vegetative Störungen. Hier gilt der Grundsatz: „Sofort zum Arzt, um Schlimmeres zu vermeiden."

	1	2	3	4	5	6	
Notfall							*keine Handreflex-zonenmassage*
Operation							*nach ca. 4 Wochen Handreflexzonenm.*
starke Schmerzen (z.B. Koliken)							*Arztbehandlung u. Handreflexzonenm.*
normale Schmerzen							*andere Heilmittel u. Handreflexzonenm.*
leichte Schmerzen							*Handreflexzonen-massage*
zur Vorbeugung							*Handreflexzonen-massage*
Wochenzahl	*1*	*2*	*3*	*4*	*5*	*6*	

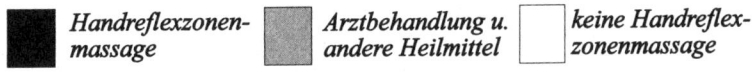

■ *Handreflexzonen-massage*　　▨ *Arztbehandlung u. andere Heilmittel*　　□ *keine Handreflex-zonenmassage*

Einteilung der Zonen

Zur Einteilung der Zonen gehen wir nach einem Schema vor. Wir können es mit einemStadtplan vergleichen. Der Körper entspricht der Stadt, die Hand dem Plan. Somit erfolgt wie in einem Stadtplan die Einteilung in Quer- und Längszonen. Siehe Bild 6.

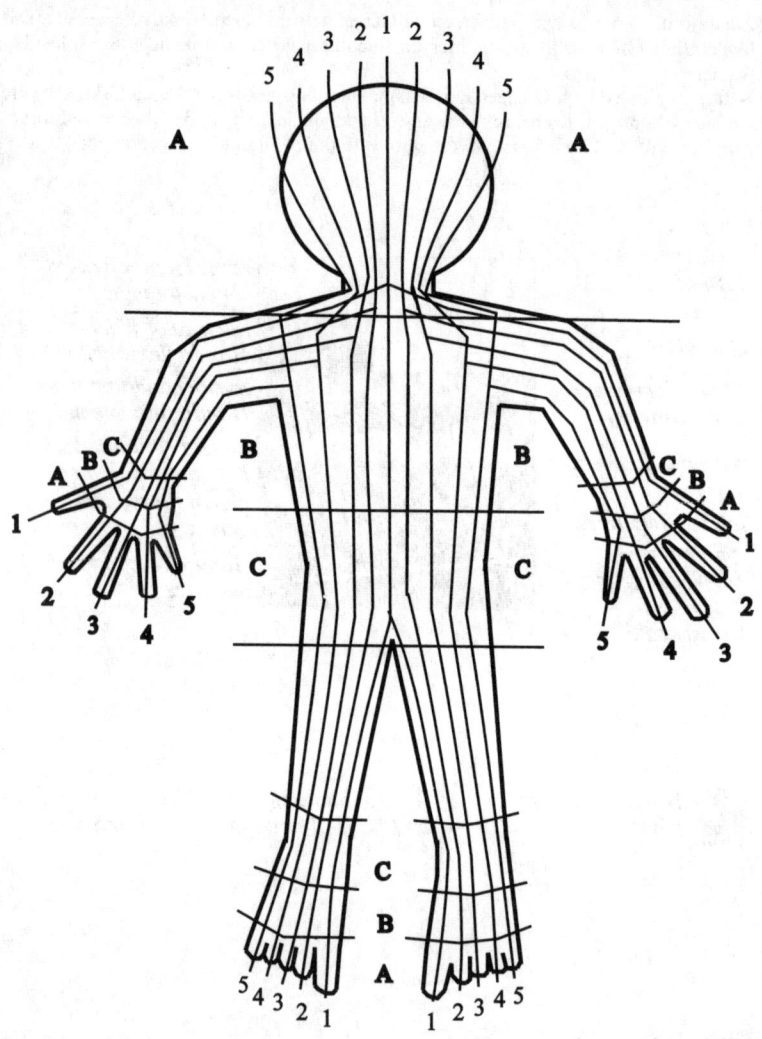

Bild 6

Die erste Querzone (A) umfaßt am Körper den Kopf und den Halsbereich, in der Hand die Finger und Fingergrundgelenke.
Die zweite Querzone (B) umfaßt am Körper den Brust- und Oberbauchbereich, in der Hand die Mittelhand.

Die dritte Querzone (C) umfaßt am Körper den Bauch- und Beckenbereich, in der Hand das Handflächenende und die Handwurzelknochen. Auf der Handrückseite finden wir zusätzlich den Hüft-, Bein- und Kniebereich bei den Handwurzelknochen. Die Längszonen werden gemäß den Fingern eingeteilt. Die erste Zone verläuft längs des Daumens hin zur Körpermitte. Zone 2 umfaßt den Zeigefinger, Zone 3 den Mittelfinger, Zone 4 den Ringfinger und Zone 5 den kleinen Finger.

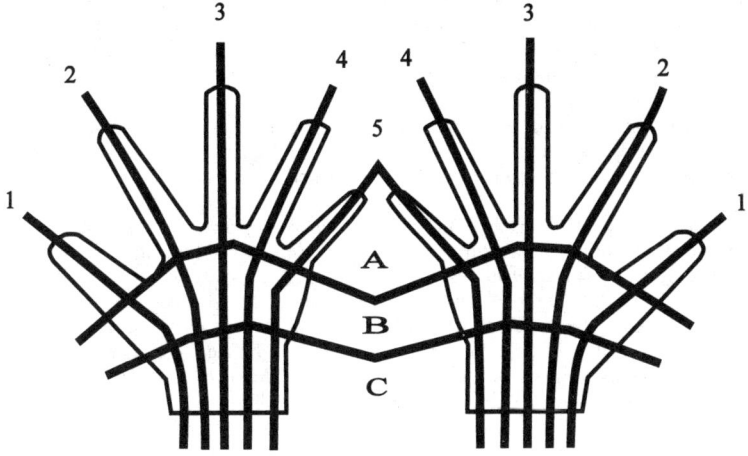

Bild 7

Die Handzoneneinteilung ähnelt der Fußzoneneinteilung.

Zur Therapie

Von den fünf Fingern jeder Hand arbeiten wir mit dem stärksten Finger. Dieser Finger ist der Daumen, da dieser in Opposition zu den übrigen 4 Fingern steht. Der Daumen muß am meisten leisten. Jeder kann bei der Behandlung nach seinem eigenen Griffschema vorgehen. Wir schlagen vor, zur Befundaufnahme das weiter hinten beschriebene Zehn-Punkte-Programm anzuwenden.

Setzen Sie den Daumen bei der Behandlung so ein, daß die Daumenkuppe die Organ- oder Körperzone berührt. Der Daumennagel sollte nicht in die Handzone eindrücken. Arbeiten Sie mit auf der Stelle drehenden Kreisen, immer wiederholend, in die Tiefe gehend. Durch die in die Tiefe gehende Drehbewegung bewirken Sie einen Energieimpuls, der die Organe und Körperteile positiv oder negativ beeinflußt.

Bei einer positiven Beeinflussung der Organe oder Körperteile bauen Sie Energie in diesem Bereich auf, das heißt, Sie drehen mit dem Daumen, mit dem Sie behandeln, in der rechten Hand im Uhrzeigersinn oder, besser gesagt, zum Daumen der behandelten Hand hin. In der linken Hand gegen den Uhrzeigersinn oder zum Daumen der behandelten Hand hin. Dies ist eine aufbauende Behandlung.

Bei einer negativen Beeinflussung der Organe oder Körperteile leiten Sie Energie ab, das heißt, Sie drehen mit dem Daumen, mit dem Sie behandeln, in der rechten Hand gegen den Uhrzeigersinn oder, besser gesagt, zum kleinen Finger der behandelten Hand hin. In der linken Hand mit dem Uhrzeigersinn oder zum kleinen Finger der behandelten Hand hin. Dies ist eine ableitende Behandlung. Siehe Bild 8.

Bei jedem Krankheitsbild ist in der unten stehenden Tabelle die Drehrichtung eingezeichnet und die entsprechende Technik – ableitend oder aufbauend – angegeben. Laut diesen Angaben behandeln Sie die betreffenden Zonen.

Die Behandlung sollte solange andauern, bis die Schmerzen in der Hand spürbar nachlassen. In Minuten ausgedrückt, beträgt die Zeitspanne ungefähr zwei bis zehn Minuten für ein Krankheitsbild. Reicht die Zeitspanne nicht aus, sollte die Behandlung in Abständen von zwei bis drei Stunden wiederholt werden. Bei akuten Beschwerden können die Schmerzen mit ein bis fünf Behandlungen schnell gelindert werden. Bei chronischen Beschwerden ist ein längerer Behandlungszeitraum notwendig. Dieser erstreckt sich über mindestens ein bis vier Monate bei täglich zehnminütiger Behandlung. Bessert sich der Zustand immer noch nicht, sollte der Arzt aufgesucht werden.

Der in die Tiefe auszuübende Druck richtet sich danach, ob Sie behandeln oder eine Krankheit feststellen wollen. Bei der Behandlung der Beschwerden üben Sie einen leichten bis mittelschweren Druck auf die Handfläche aus. Bei der Feststellung einer Krankheit müssen Sie einen mittelschweren bis sehr starken Druck auf die Handfläche ausüben. Als Hilfsmittel kann bei der Therapie ein Holzstäbchen mit abgeflachtem Kopf (ähnlich der Daumenkuppe) verwendet werden.

Hier sehen Sie eine ableitende Behandlung:

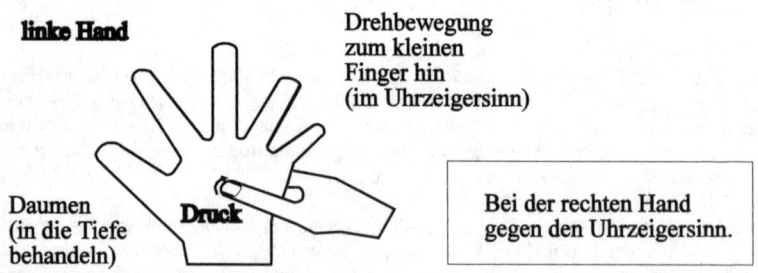

linke Hand

**Drehbewegung
zum kleinen
Finger hin
(im Uhrzeigersinn)**

**Daumen
(in die Tiefe
behandeln)**

Druck

Bei der rechten Hand
gegen den Uhrzeigersinn.

Bild 8

Das Zehn-Punkte-Programm

Mit dem Zehn-Punkte-Programm wird eine vollständige Behandlung durchgeführt. Dies kann zur Befundaufnahme benutzt werden. Alle in der Hand festgestellten Reflexzonen, d.h. alle Organe und die in der Handreflexzonentafel genannten Körperteile, werden massiert.

Die Zeit für eine gesamte Behandlung mit dem Zehn-Punkte-Programm sollte 25 bis 40 Minuten betragen. Beim Zehn-Punkte-Programm sind links die betroffenen Organe und Körperteile genannt, rechts sind die entsprechenden Zonen der Hand aufgelistet.

Haben Sie eine schmerzende Zone gefunden, können Sie auf eine Krankheit des Organs oder des entsprechenden Körperteils schließen und diese Zone ca. ein bis fünf Minuten lang gezielt bearbeiten.

1) Wirbelsäule	Zonen 1 / A, B, C
2) Kopf, Gesicht, Hals, Schulter und Arm	Zonen 1, 2, 3, 4, 5 / A, B
3) Herz, Herzbezugszone, Lunge	Zonen 1, 2, 3, 4, 5 / B
4) Magen, Bauchspeicheldrüse, Milz, Galle, Leber, Dickdarm, Dünndarm	Zonen 1, 2, 3, 4, 5 / B, C
5) Nieren, Harnleiter, Blase	Zonen 3, 2, 1 / B, C
6) Beckenbereich, (Ischias)	Zonen 2, 3, 4, 5 / C
7) Frau: Eierstöcke, Eileiter, Gebärmutter (Uterus) Mann: Hoden, Samenleiter, Prostata	Zonen 5, 4, 3, 2, 1 / C Zonen 5, 4, 3, 2, 1 / C
8) Hüftgelenk, Oberschenkel, Knie	Zonen 3, 4 / C
9) Anregung der Muskel- und Lymphgefäße	Zonen 1, 2, 3, 4, 5, / A, B, C
10) Sonnengeflecht (zur Beruhigung)	Zonen 2, 3 / B

Die Handlinien als praktisches Hilfsmittel

Mittels der Handlinien lassen sich die Reflexzonen leicht ausmachen. Sie sind eine große Hilfe bei der Behandlung. Vergleichen Sie bitte die Bilder 9 und 10.

Als erstes gibt es die Fingergelenkslinien, welche die Reflexzonen des Kopfes und des Gesichtes anzeigen. Zwischen den Fingergrundgelenken befinden sich die sogenannten Schwimmhäute. Zwischen Daumen und Zeigefinger ist hauptsächlich die Reflexzone des Herzens, zwischen den anderen Fingern sind die oberen Lymphwege abgebildet.

Die Charakterlinie der linken Hand ist die Hilfslinie für die Herzbezugszone, die Charakterlinie der rechten Hand entspricht der Hilfslinie für die Lunge.

Die Herzlinie ist eine Hilfslinie für die Nieren, aber auch links für die Milz und rechts für die Leber und die Galle.

Eine der kürzesten Linien ist die Daumengrundlinie. Diese trennt den Kopf- und Halsbereich vom Brust- und Oberbauchbereich. Deshalb findet man direkt neben dieser Linie den Magen. Arbeitet man die Verdauungsorgane durch, so durchquert man die Lebenslinie bis zum Ende der Herzlinie. Dort findet man in der linken Hand Bauchspeicheldrüse und Milz, in der rechten Hand Leber und Galle. Ab diesem Punkt fangen die Weichteile mit dem Dickdarm und dem Dünndarm an. Die untere Grenze bildet die Handwurzellinie. Somit ist in der linken Hand oberhalb der Handwurzellinie an der Daumenseite der Enddarm (Rektum) zu finden.

Zwischen der Herzlinie und der Lebenslinie entsteht im Verlauf eine Flucht, es kann unter dem Zeigefinger und Mittelfinger einen Zusammenschluß oder zwei parallel verlaufende, einander nicht berührende Linien geben. In diesem Dreieck von Herzlinie und Lebenslinie befindet sich das Sonnengeflecht, lateinisch Plexus solaris genannt.

Zwischen der Handwurzellinie und der Armgrundlinie befinden sich die im Becken liegenden Organe, das heißt an der Daumenseite beidseitig die Blase und an der Kleinfingerseite beidseitig der Ischiaspunkt.

Auf dem Handrücken gibt es keine Linien wie in der Innenfläche, dafür existieren aber gut zu spürende Griffhilfen (siehe Bild 11). Dies sind die beiden Armknochen, die an der Handwurzel enden: an der Daumenseite der Speichenknochen (Radius), an der Kleinfingerseite der Ellenknochen (Ulna). In diesem Bereich findet man die ganzen Unterleibsorgane und den oberen Teil des Beines bis zum Knie.
Bei der Frau sind die Eierstöcke oberhalb der Ulna gelegen, und die Gebärmutter befindet sich oberhalb des Radius, die Verbindung ist der Eileiter.
Beim Mann sind die Hoden oberhalb der Ulna und die Vorsteherdrüse (Prostata) oberhalb des Radius gelegen, die Verbindung ist der Samenleiter.

Weiters sind hier die Hüfte, der Oberschenkel und das Knie zu finden. Die Hüfte liegt genau zur Mitte neben den Eierstöcken (Hoden), das Knie findet man am Anfang zwischen den beiden Armknochen Elle und Speiche. Die Verbindung zwischen der Hüfte und dem Knie ist die Reflexzone des Oberschenkels.

Auf dem übrigen Handrücken befinden sich die Muskeln und Lymphgefäße des gesamten Körpers.

DIE HANDLINIEN

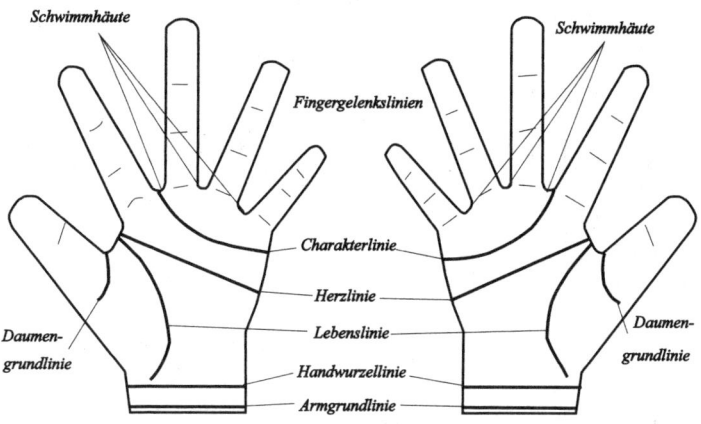

Schwimmhäute

Schwimmhäute

Fingergelenkslinien

Charakterlinie

Herzlinie

Daumen-
grundlinie

Lebenslinie

Daumen-
grundlinie

Handwurzellinie

Armgrundlinie

Bild 9

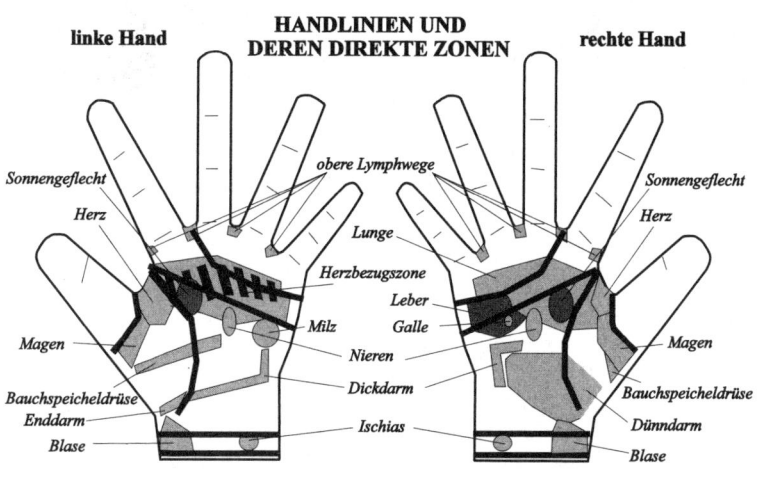

HANDLINIEN UND
DEREN DIREKTE ZONEN

linke Hand

rechte Hand

Sonnengeflecht

Sonnengeflecht

Herz

Herz

obere Lymphwege

Lunge

Herzbezugszone

Leber

Milz

Galle

Magen

Magen

Nieren

Bauchspeicheldrüse

Dickdarm

Bauchspeicheldrüse

Enddarm

Dünndarm

Blase

Ischias

Blase

Bild 10

MARKANTE ZONEN AUF DEN
HANDRÜCKEN

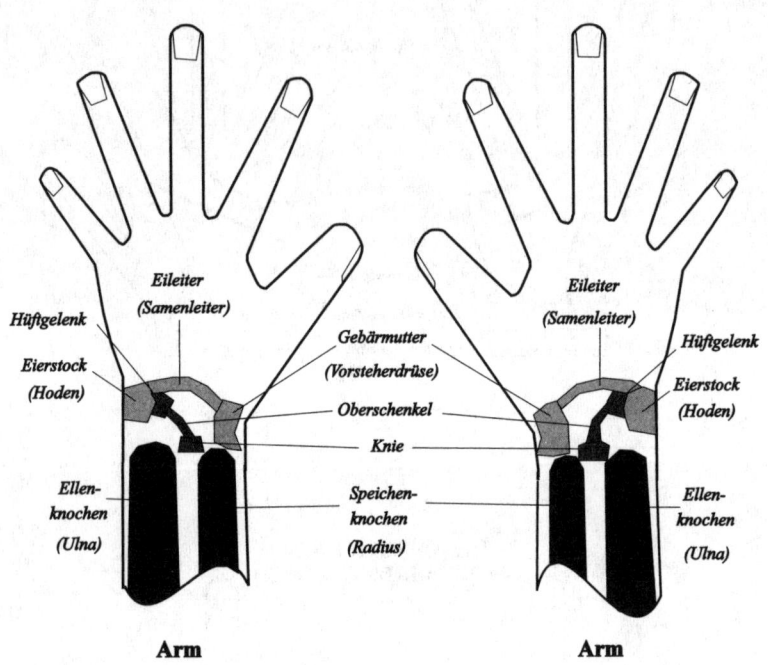

Bild 11

Die
Handreflexzonenmassage
in der Praxis:
Krankheitsbilder

Auf der nächsten Seite finden Sie eine Übersicht der Krankheitsbilder, die Sie mit der Handreflexzonenmassage behandeln können. Diese sind nach Körperbereichen bzw. Organsystemen zusammengefaßt. Innerhalb dieser Bereiche sind die Krankheitsbilder alphabetisch geordnet. Zu jedem Krankheitsbild werden die Ursachen verständlich dargestellt, die typischen Krankheitszeichen aufgelistet und die wichtigsten schulmedizinischen Behandlungsmethoden zusammengefaßt. Auf Gefahren oder besonders wichtige Aspekte wird in einem umrahmten Textteil hingewiesen.

Falls Sie das vorhergehende Kapitel nur überflogen oder gänzlich überschlagen haben, sollten Sie an dieser Stelle noch einmal zurückblättern. Es empfiehlt sich, dieses Kapitel mehrfach nachzulesen. Erst wenn Sie sich mit den theoretischen Grundlagen vertraut gemacht haben und die Technik beherrschen, können Sie mit der praktischen Anwendung beginnen. Hierfür stehen Ihnen zwei grundsätzliche Möglichkeiten zur Verfügung. Die Reflexzonen lassen sich zunächst als diagnostisches Hilfsmittel einsetzen, um die betroffenen Organe aufzufinden. Im zweiten Schritt führen Sie über die Reflexzonenmassage eine entsprechende Behandlung durch.

Handreflexzonen sind ein wertvolles Hilfsmittel im Zuordnen von Beschwerden zu den betroffenen Organen. Sie können aber nicht als endgültiger Beweis für das Vorliegen bestimmter Krankheiten herangezogen werden. Wenn sich Verdachtsmomente für ernsthafte Erkrankungen ergeben, sollten Sie die Diagnose in jedem Fall von Ihrem Arzt abklären lassen.

Zur Behandlung über die Handreflexzonen finden Sie für jedes Krankheitsbild ein Handschema, in dem die Hauptzonen (durchgefärbt) und die untergeordneten Zonen (schraffiert) markiert sind. Behandeln Sie die Zonen nach der unten stehenden Tabelle mit der angegebenen Technik – aufbauend oder ableitend. Die jeweils richtige Drehrichtung auf der Handinnenfläche bzw. dem Handrücken ist zur schnellen Orientierung mit einem Drehpfeil angegeben. Während der Reflexzonenmassage läßt bei richtiger Technik der anfängliche Druckschmerz in der Reflexzone langsam nach. Oft bessern sich auch in gleichem Umfang die vorher bestehenden Beschwerden. Tritt keine Besserung ein oder nehmen die Beschwerden sogar noch zu, muß die Behandlungstechnik geändert werden. Führt auch dies nicht zum Erfolg, sollte die Diagnose und die Eignung der Behandlungsmethode überprüft werden.

1. Kopf-Hals-Region

1.1 Augenleiden
1.2 Heuschnupfen
1.3 Katarrh der oberen Atemwege
1.4 Kopfschmerz
1.5 Lymphdrüsenschwellung
1.6 Mandelentzündung
1.7 Nasennebenhöhlenentzündung
1.8 Ohrenerkrankungen
1.9 Ohrgeräusch
1.10 Zahnschmerzen

2. Brustorgane

2.1 Akute und chronische Bronchitis
2.2 Asthma bronchiale
2.3 Emphysem
2.4 Herzrhythmusstörungen
2.5 Herzinfarktnachbehandlung
2.6 Herzschmerzen (Angina pectoris)
2.7 Herzschwäche

3. Bauchorgane

3.1 Bauchkrämpfe
3.2 Bauchspeicheldrüsenleiden
3.3 Blähungen
3.4 Durchfall
3.5 Gallenwegserkrankungen
3.6 Hämorrhoiden
3.7 Leberleiden
3.8 Magenschmerzen
3.9 Milzerkrankungen
3.10 Sodbrennen
3.11 Verstopfung

4. Harn- und Geschlechtsorgane

4.1 Blasenleiden
4.2 Brustdrüsenbeschwerden
4.3 Eierstock- und Eileitererkrankungen
4.4 Gebärmuttererkrankungen
4.5 Männliche Impotenz
4.6 Menstruationsbeschwerden
4.7 Nierenerkrankungen
4.8 Prostataleiden
4.9 Schwangerschaftsprobleme
4.10 Wechseljahrsbeschwerden
4.11 Weibliche Unfruchtbarkeit

5. Wirbelsäule und Gliedmaßen

5.1 Beschwerden der oberen Wirbelsäule
5.2 Beschwerden der unteren Wirbelsäule
5.3 Hüftleiden
5.4 Kniegelenkserkrankungen
5.5 Krampfadern
5.6 Muskelkrankheiten
5.7 Nachbehandlung von Verletzungen
5.8 Rheumatische Beschwerden
5.9 Schulterschmerzen
5.10 Tennisellenbogen

6. Nervensystem

6.1 Hirnleistungsstörungen
6.2 Konzentrationsschwäche
6.3 Lähmungen
6.4 Nervenentzündung
6.5 Nervosität
6.6 Schlaganfall
6.7 Schwindel

7. Haut

7.1 Ekzem
7.2 Juckreiz
7.3 Nesselsucht
7.4 Neurodermitis
7.5 Schuppenflechte

8. Komplexe Krankheitsbilder

8.1 Allergie
8.2 Bluthochdruck
8.3 Depression
8.4 Durchblutungsstörungen
8.5 Erschöpfung
8.6 Gicht
8.7 Infektabwehrschwäche
8.8 Kreislauflabilität
8.9 Migräne
8.10 Narbenschmerzen
8.11 Raucherentwöhnung
8.12 Schlafstörungen
8.13 Übergewicht
8.14 Zuckerkrankheit

1. Kopf-Hals-Region

1.1 Augenleiden

Definition:

Der Begriff „Augenleiden" ist keine exakte Krankheitsbezeichnung. Das Sinnesorgan Auge bildet mit Tränenorganen, Sehnerv und Sehzentren im Gehirn eine funktionelle Einheit. Störungen der Sehkraft können ihre Ursache in den verschiedenen Bereichen dieser funktionellen Einheit haben.
Das Auge selbst besteht aus den mechanisch-optischen Teilen im vorderen Bereich. Hierzu gehören Hornhaut, Regenbogenhaut und Linse. Im hinteren Teil treffen die einfallenden Lichtstrahlen auf die Netzhaut mit ihren sehr empfindlichen Sensoren, den Sehzellen. Von dort zieht der Sehnerv zur Schädelbasis in die zentralen Gehirnanteile, wo die Signale zur Sehrinde weitergeleitet und abgebildet werden.
Störungen des „Gesichts" können neben Erkrankungen der Augen selbst auch Störungen im Bereich der Verarbeitung und Wahrnehmung der Sehreize im Gehirn sein.
Die Sehzellen der Netzhaut sind Gehirnzellen und können bei Schädigung nur bedingt regenerieren, sodaß Störungen der Sehkraft immer augenärztlich abgeklärt werden sollten. Wird die Netzhaut stark geschädigt, heilt sie unter Narbenbildung mit endgültigem Verlust der Sehkraft. Aber auch Verletzungen der vorderen Augenabschnitte müssen rechtzeitig und fachkundig behandelt werden. Entzündungen der Hornhaut durch Krankheitserreger oder Fremdkörper können zu einer Eintrübung und damit zu einer dauerhaften Einschränkung der Sehkraft führen.

Beschwerdebild:

Wichtige Symptome von Augenerkrankungen sind
- Sehkraftstörungen;
- Kopfschmerzen;
- Augendruck, Augenbrennen;
- Tränenfluß.

Behandlungsrichtlinien:

Vor einer Therapie steht immer eine ärztliche Untersuchung zum Ausschluß ernsthafter Augenerkrankungen. Diese sollte unmittelbar erfolgen, da Erkrankungen der Augen sehr rasch zu bleibenden Folgeschäden führen können.
Nach Ausschluß ernsthafter Erkrankungen können bei leichteren Beschwerden folgende Maßnahmen symptomatisch angewendet werden:
⇒ kühlende Umschläge oder Augenwaschungen;
⇒ indifferente, reizlindernde Augentropfen;
⇒ Entspannungstechniken;
⇒ Vermeidung von unnötigen Lichtreizen, z.B. Diskothekenlicht und Fernsehen.

> **Vorsicht!**
> Netzhauterkrankungen müssen sofort augenärztlich untersucht und behandelt werden.
> Fernsehen und Bildschirmarbeit sind starke Reize für die Augen und das Gehirn.
> Regelmäßige Pausen und Entspannungsphasen beugen Beschwerden vor.
> Zuckerkrankheit führt frühzeitig zu Netzhautschäden, deshalb sollten Zuckerkranke regelmäßig augenärztlich kontrolliert werden.

AUGENLEIDEN

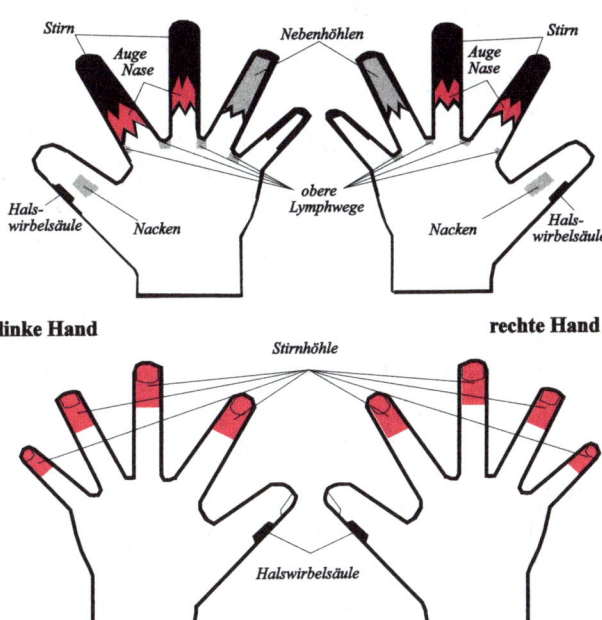

linke Hand   **rechte Hand**

Schwerpunkte	linke Hand		rechte Hand		Technik
	innen	*außen*	*außen*	*innen*	
Stirnhöhle, bei erhöhtem Augeninnendruck Auge, Nase					ableitend
sonst Auge, Nase					aufbauend

1.2 Heuschnupfen

Definition:

Heuschnupfen (Rhinitis allergica, *griech*. rhin = Nase) gehört zusammen mit dem allergischen Asthma und der Neurodermitis zu dem Kreis der „atopischen Erkrankungen". Ursache ist die Sensibilisierung des Abwehrsystems gegen körperfremde Stoffe und Auslösung einer allergischen Reaktion. Häufige Allergene sind Baum- und Gräserpollen, aber auch Schimmelpilzsporen, Tierhaare, Nahrungsmittel, Konservierungsstoffe und chemische Produkte. Zur Auslösung einer Allergie bedarf es jedoch mehrerer Faktoren:
- entsprechende Konzentration der Allergene;
- Allergiebereitschaft des Körpers;
- Vermittlersubstanzen.

Man macht heute vor allem Schadstoffe aus Abgasen und eine Dauerreizung des Abwehrsystems durch die zunehmende Umweltbelastung für die starke Zunahme allergischer Erkrankungen verantwortlich. Aber auch die innere Bereitschaft zu Streßreaktionen durch unsere hektische Lebensführung spielt bei der Allergiereaktion eine entscheidende Rolle.

Beschwerdebild:

Durch Auslösen der allergischen Reaktion an Schleimhäuten von Nase und Auge wird der Allergiestoff Histamin ausgeschüttet. Dies führt zu
- Schwellung von Bindehaut und Nasenschleimhaut;
- Tränenfluß und Nasensekretion;
- Juckreiz der Augen und Nase;
- sympathischer Aktivierung mit allgemeiner Streßreaktion.

Behandlungsrichtlinien:

Leichtere Beschwerden können symptomatisch behandelt werden. Reizlindernde und histaminhemmende Medikamente werden lokal auf den Schleimhäuten oder generalisiert im Körper angewendet:
⇒ Chromoglycinsäure (hemmt die Histaminfreisetzung, jedoch kurze Wirkdauer);
⇒ Antihistaminika (dämpfen die Histaminwirkung, machen aber auch müde).
Beide Behandlungen ändern nichts an der Ursache für die allergische Reaktion, dem überreaktiven Abwehrsystem. Hierfür gibt es die Möglichkeit der
⇒ Desensibilisierung (oder Hyposensibilisierung).
Durch regelmäßige, niedrig dosierte Zufuhr der Allergiestoffe tritt im Körper eine Gewöhnung ein, und die Allergiebereitschaft nimmt langsam ab.
Zusätzlich helfen streßabbauende Maßnahmen:
⇒ Entspannungstechniken und kontrollierte Lebensführung.

Vorsicht!
Ständige Zunahme der Beschwerden kann auch zu einer Ausweitung auf das Bronchialsystem und damit zur Ausbildung eines Asthma bronchiale führen.
Allergische Reaktionen führen zur Kreislaufbelastung und sollten bei kreislaufkranken Menschen möglichst vermieden werden.

HEUSCHNUPFEN

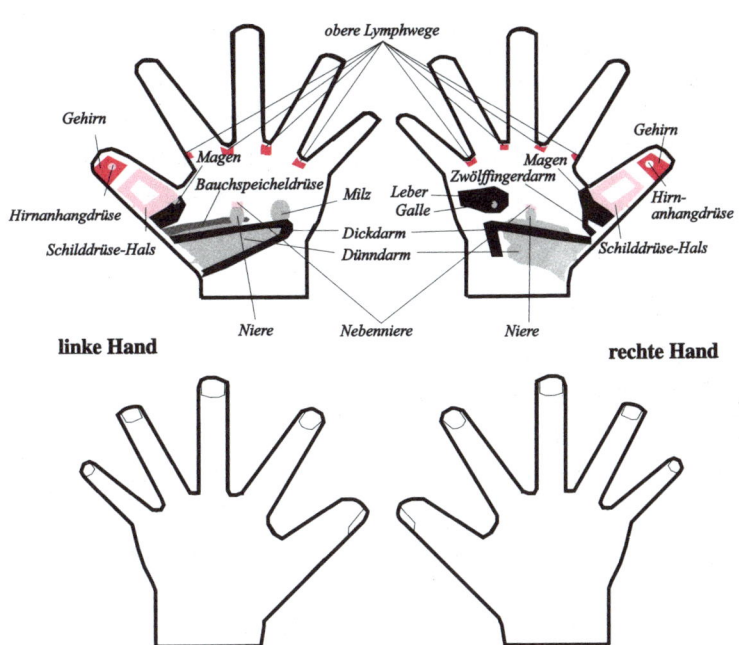

linke Hand

obere Lymphwege

Gehirn

Magen

Bauchspeicheldrüse

Milz

Leber
Galle

Zwölffingerdarm

Magen

Gehirn

Hirnanhangdrüse

Schilddrüse-Hals

Dickdarm

Dünndarm

Hirn-
anhangdrüse

Schilddrüse-Hals

Niere

Nebenniere

Niere

rechte Hand

Schwerpunkte	linke Hand		rechte Hand		Technik
	innen	*außen*	*außen*	*innen*	
Großhirn, Hirnanhangdrüse, Schilddrüse, Nebenniere, obere Lymphwege					ableitend
———					aufbauend

41

1.3 Katarrh der oberen Atemwege

Definition:

Katarrh (*griech.* katarrheo = fließe herab) bezeichnet eine entzündliche Schleimhautreaktion mit vermehrter Bildung von flüssigem Sekret. Es können alle schleimhautüberzogenen Bereiche des Körpers betroffen sein. Umgangssprachlich bezieht sich der Begriff „Katarrh" auf die oberen Atemwege, denen folgende Bereiche zugeordnet werden:

● Nasenraum;
● Nasennebenhöhlen;
● Mund und Rachenraum;
● Kehlkopf;
● Luftröhre und Bronchien.

Ursache ist in der Regel ein lokaler Befall mit Krankheitserregern und Auslösung einer entzündlichen Abwehrreaktion. Aber auch starke physikalische und chemische Reize können katarrhalische Reaktionen auslösen.

Beschwerdebild:

Neben allgemeinem Krankheitsgefühl treten als Leitsymptome auf:
■ Schwellung der Schleimhäute;
■ wässerige oder eitrige Sekretion;
■ Verengung der Atemwege;
■ Fieber, Abgeschlagenheit und Müdigkeit.

Behandlungsrichtlinien:

Der Körper besitzt grundsätzlich alle Voraussetzungen zu einer wirksamen Bekämpfung von Krankheitserregern. Vor einer Behandlung mit Medikamenten stehen allgemeine Maßnahmen zur Unterstützung des Körpers:
⇒ körperliche Schonung, ausreichender Schlaf, vernünftige Ernährung.
Erst an zweiter Stelle stehen symptomatische Behandlungen, wie z.B.:
⇒ Inhalationen, Wärmetherapie;
⇒ lokale Desinfektion (z.B. Gurgeln mit Salzlösung, Zahnreinigung);
⇒ medikamentöse Abwehrsteigerung mit z.B. Sonnenhut (Echinacea) oder Thuja;
⇒ Fiebersenkung
    physikalisch: feucht-kalte Wickel, kalte Waschungen
    medikamentös: Paracetamol, Acetylsalicylsäure, Chinarinde (Chinin)
⇒ Schleimlösung und Entzündungshemmung
    chemisch: Acetylcystein, Ambroxol
    pflanzlich: Thymian, Efeu, Süßholz, Minze, Eucalyptus, Spitzwegerich, Huflattich.

Vorsicht!
Therapie mit Antibiotika gehört in die Hand des Arztes. Bei den häufigeren Viruserkrankungen sind Antibiotika wirkungslos. Bei schweren, hochfieberhaften Infekten mit Bakterien, wie z.B. bei Scharlach und rheumatischem Fieber, verhindern Antibiotika Folgeschäden an wichtigen Organen.

KATARRH
DER OBEREN ATEMWEGE

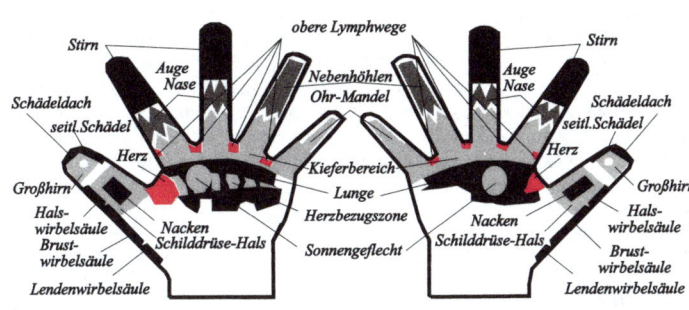

Stirn
Auge
Nase
Schädeldach
seitl.Schädel
Herz
Großhirn
Hals-wirbelsäule
Brust-wirbelsäule
Lendenwirbelsäule
Nacken
Schilddrüse-Hals

obere Lymphwege
Nebenhöhlen
Ohr-Mandel
Kieferbereich
Lunge
Herzbezugszone
Sonnengeflecht

Stirn
Auge
Nase
Schädeldach
seitl.Schädel
Herz
Großhirn
Hals-wirbelsäule
Brust-wirbelsäule
Lendenwirbelsäule
Nacken
Schilddrüse-Hals

linke Hand　　　　　　　　　　　　　　　**rechte Hand**

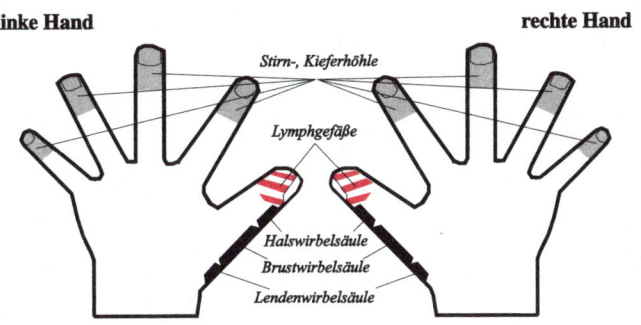

Stirn-, Kieferhöhle

Lymphgefäße

Halswirbelsäule
Brustwirbelsäule
Lendenwirbelsäule

Schwerpunkte	linke Hand		rechte Hand		Technik
	innen	außen	außen	innen	
obere Lymphwege, Herz					ableitend
———					aufbauend

43

1.4 Kopfschmerz

Definition:

Kopfschmerzen (*griech.* Cephalgia) können vielfältige Ursachen haben. Am häufigsten sind dumpfe, wellenförmige Schmerzen, verbunden mit einem Druckgefühl im gesamten Kopf. Eine Sonderform ist die Migräne mit starken, oft einseitigen, stechenden und mit Übelkeit und Kreislaufreaktion verbundenen Schmerzen. Ebenfalls häufig sind ziehende Schmerzen, die von der Halswirbelsäule in den Hinterkopf ausstrahlen. Ursache ist eine mechanische Reizung der Nervenwurzeln bei ihrem Austritt aus der Wirbelsäule. Kopfschmerzen können ihre Ursache auch im Bereich der Sinnesorgane, z.b. der Augen, der Ohren und des Mundraumes, insbesondere der Zähne, haben. Auch lokale und allgemeine Entzündungsreaktionen, z.b. bei Nebenhöhlenvereiterung oder hohem Fieber, können mit Kopfschmerzen einhergehen. Seltener, jedoch sehr ernst zu nehmen, sind Entzündungen der Hirnhäute und des Gehirns selbst. Auch eine Druckerhöhung im Schädelinneren, beispielsweise durch Blutungen, macht sich durch Kopfschmerz bemerkbar.

Beschwerdebild:

Kopfschmerzen sind sehr häufig und bedürfen nicht immer einer Ursachenabklärung und speziellen Therapie. Folgende Kriterien sollten jedoch immer zu einer eingehenden, ärztlichen Diagnostik führen, falls eine Ursache nicht offensichtlich erkennbar ist:
- plötzlicher, anhaltender Kopfschmerz in bisher unbekannter Stärke;
- anhaltender Kopfschmerz nach extremer körperlicher Anstrengung;
- erstmals auftretender, einseitiger Kopfschmerz;
- Kopfschmerz mit Nackensteifigkeit und Fieber;
- Kopfschmerz mit Gefühlsstörungen, Lähmungen oder Bewußtseinseintrübungen.

Behandlungsrichtlinien:

Leichtere Kopfschmerzen bedürfen oft keiner speziellen Therapie. Symptomatisch lindernd können folgende Maßnahmen sein:
⇒ kühle Umschläge, körperliche Schonung, Vermeidung von Licht- und Lärmreizen.
Bei chronischen Formen können folgende Maßnahmen nützlich sein:
⇒ Entspannungstechniken, Streßmanagement, sportliche Betätigung.
Schmerzmittel sollten grundsätzlich nur selten und kontrolliert zur Anwendung kommen.
⇒ Medikamentöse Behandlung
allgemein: Paracetamol, Acetylsalicylsäure, Codein (oft in Kombination)
bei Migräne: Ergotaminpräparate
bei Muskelverspannungen: Chlormezanon, Tetrazepam, Baclofen.

Vorsicht!
Der dauernde Gebrauch von Schmerzmitteln führt rasch zu einer zumindest psychogenen Abhängigkeit. Unsere moderne Gesellschaft ist zunehmend schmerzempfindlicher geworden. Schmerz ist für eine normale, gesunde Empfindung des Körpers unerläßlich und sollte nicht bedingungslos unterdrückt werden.

KOPFSCHMERZ

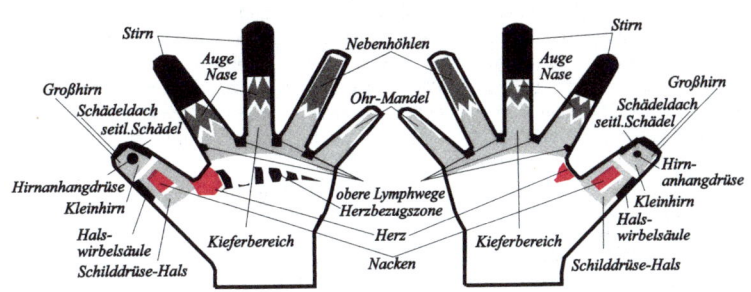

Stirn
Auge
Nase
Großhirn
Schädeldach
seitl.Schädel
Hirnanhangdrüse
Kleinhirn
Hals-
wirbelsäule
Schilddrüse-Hals
Kieferbereich
Nebenhöhlen
Ohr-Mandel
obere Lymphwege
Herzbezugszone
Herz
Nacken
Stirn
Auge
Nase
Großhirn
Schädeldach
seitl.Schädel
Hirn-
anhangdrüse
Kleinhirn
Hals-
wirbelsäule
Schilddrüse-Hals
Kieferbereich

linke Hand   **rechte Hand**

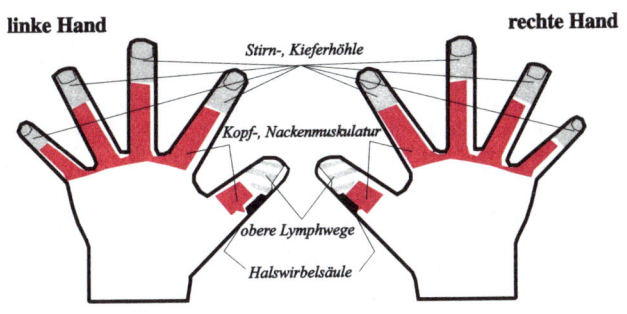

Stirn-, Kieferhöhle
Kopf-, Nackenmuskulatur
obere Lymphwege
Halswirbelsäule

Schwerpunkte	linke Hand		rechte Hand		Technik
	innen	*außen*	*außen*	*innen*	
Herz, Nackenmuskulatur					ableitend
———					aufbauend

45

1.5 Lymphdrüsenschwellung

Definition:

Eine Schwellung der Lymphdrüsen (*griech.* Lymphadenitis) ist Zeichen einer Reaktion des Abwehrsystems. Bei Entzündungsreaktionen, z.b. im Rahmen von Infektionen mit Krankheitserregern, werden weiße Blutkörperchen durch Kontakt mit den Krankheitserregern stimuliert und gelangen über Lymphgefäße in die Lymphknoten, wo eine weitere Aktivierung des Abwehrsystems stattfindet. Ausdruck dieser Reaktion ist die entzündliche Schwellung der Lymphknoten. Bestimmte Lymphzellen besitzen die Fähigkeit, Fremdstoffe und Krankheitserreger aufzunehmen, und transportieren diese in die Lymphorgane zur Vernichtung. In den lokalen Lymphknoten sammeln sich die Lymphgefäße aus einem bestimmten Körpergebiet. Deren Lymphabflüsse ziehen durch verschiedene Lymphknotenstationen, um am Ende im Bereich der Hohlvene in das Blutsystem einzumünden. An das Blutsystem sind Leber und Milz als weitere große Lymphorgane angeschlossen.

Beschwerdebild:

Lymphknotenschwellungen sind zunächst unspezifische Reaktionen, die keinen Rückschluß auf die Ursachen ermöglichen. Die entsprechenden Lymphknotenstationen geben jedoch Aufschluß über die betroffene Körperregion. Besonders deutlich wird dies im Bereich der Arme und Beine, wo Achsel- bzw. Leistenlymphknoten eindeutig zugeordnet sind.

Lymphknotenschwellungen sind häufige und notwendige Reaktionen, die sich normalerweise innerhalb von 2–3 Wochen wieder zurückbilden. Bestehen Lymphknotenschwellungen über diesen Zeitraum hinaus, besteht die Notwendigkeit zu einer Ursachenklärung. Insbesondere schmerzhafte Lymphknotenschwellungen sollten umgehend ärztlich untersucht werden.

Behandlungsrichtlinien:

Lymphknotenschwellungen bedürfen normalerweise keiner speziellen Therapie, wenn die Ursache erkannt und, falls notwendig, behandelt wurde. Bei Beschwerden können unterstützend angewendet werden:
⇒ warme Umschläge, Wickel oder Auflagen (nur im Anfangsstadium);
⇒ kühle Umschläge, Wickel oder Auflagen (bei sehr starker und chronischer Schwellung);
⇒ medikamentöse Entzündungshemmung
chemisch: Diclofenac, Ibuprofen, Piroxicam
biologisch: Heparin
pflanzlich: Roßkastanie (Aescin), Hamamelis, Arnika, Kamille.

Vorsicht!
Chronische, oft schmerzhafte Lymphknotenschwellungen finden sich bei Erkrankungen der weißen Blutzellen (Leukämien), Tuberkulose, Tumoren und anderen Erkrankungen des Abwehrsystems (z.B. AIDS).

LYMPHDRÜSENSCHWELLUNG

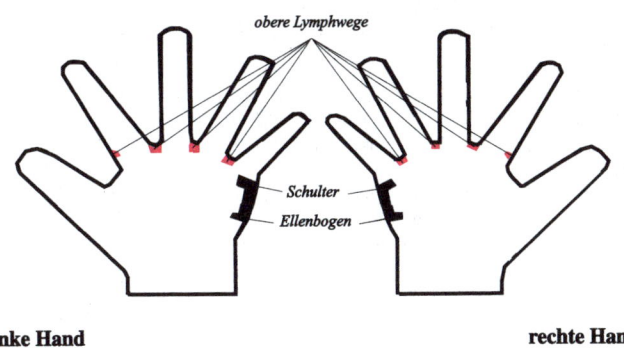

obere Lymphwege

Schulter

Ellenbogen

linke Hand

rechte Hand

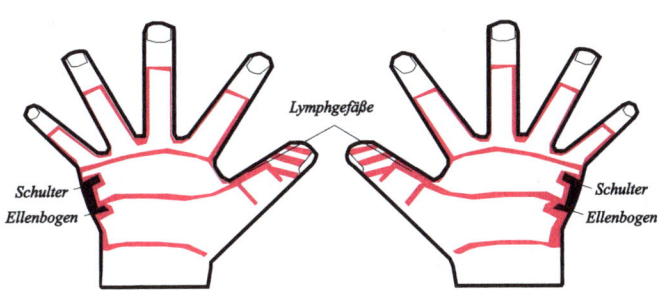

Lymphgefäße

Schulter
Ellenbogen

Schulter
Ellenbogen

Schwerpunkte	linke Hand		rechte Hand		Technik
	innen	*außen*	*außen*	*innen*	
gesamte Lymphgefäße					ableitend
———					aufbauend

1.6 Mandelentzündung

Definition:

Die Mandeln (*lat.* Tonsillae) sind lymphatisches Gewebe im Nasen-, Mund- und Rachenraum, ähnlich den Lymphknoten in anderen Körperregionen. Man unterscheidet je nach Lokalisation die größeren Gaumen- und Rachenmandeln sowie die kleineren und weniger bedeutenden Kehlkopf- und Zungenmandeln.

Als lymphatisches Gewebe spielen die Mandeln eine wichtige Rolle bei Abwehrreaktionen. Der Mund-, Nasen- und Rachenraum ist ein Ort ständiger Auseinandersetzung mit Fremdstoffen und Krankheitserregern und ist deshalb dicht mit lymphatischem Gewebe ausgestattet.

Genau wie bei Lymphknoten ist eine entzündliche Schwellung des Lymphgewebes der Tonsillen eine normale und notwendige Reaktion auf eingedrungene Krankheitserreger. Besteht die Entzündungsreaktion jedoch über längere Zeit, kommt es zu einer Wucherung und zu narbigem Umbau des Gewebes. Bei sehr starken Entzündungen ist ein eitriger Zerfall möglich. Im Bereich der Narben oder Eiterhöhlen können Bakterien nicht mehr wirksam bekämpft werden und zu ständigen Infektionsschüben im Körper führen. Besonders gefürchtet sind Streptokokken und Staphylokokken, die an Herzklappen, Herzmuskel, Nieren und Gelenken gefährliche Entzündungsprozesse auslösen können:

● Adenoide = Wucherung der Rachenmandeln mit Verlegung des hinteren Nasengangs (behinderte Nasenatmung);

● Angina tonsillaris = Entzündung der Gaumenmandeln mit Vergrößerung und Einengung des hinteren Mundraumes (Schluckbeschwerden).

Beschwerdebild:

Entzündungen der Mandeln (Tonsillitis) durch Krankheitserreger führt zu
■ Fieber, Krankheitsgefühl;
■ Schluckbeschwerden, Schmerzen;
■ Schwellung der Halslymphknoten und Halsweichteile;
■ Behinderung der Atmung.

Behandlungsrichtlinien:

Leichte Entzündungen und Vergrößerungen der Mandeln ohne Fieber und Eiterbildung können symptomatisch behandelt werden:
⇒ kühle Halswickel, lymphdrainierende Salben;
⇒ lokale Desinfektion (Salzlösungen) und Mundhygiene;
⇒ Adstringentien (Salbei, Kamille, Hexetidin);
⇒ Immunstimulation (Echinacea, Thuja).
Hochfieberhafte und eitrige Mandelentzündungen gehören in ärztliche Therapie und sollten aus Sicherheitsgründen mit entsprechenden Antibiotika behandelt werden.

Vorsicht!
Wucherungen und Vereiterungen der Mandeln bei kleinen Kindern führen rasch zu einer Einengung des noch schmalen Rachenraumes mit Behinderung der Atmung. Hier muß frühzeitig und wirkungsvoll behandelt werden.

MANDELENTZÜNDUNG

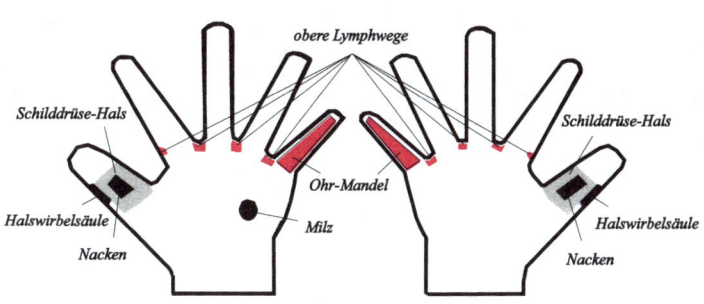

linke Hand　　　　　　　　　　　　　　**rechte Hand**

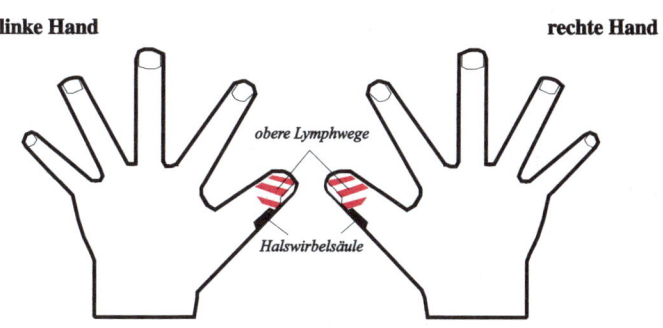

Schwerpunkte	linke Hand		rechte Hand		Technik
	innen	*außen*	*außen*	*innen*	
Ohr-Mandel, *obere Lymphwege*					ableitend
———					aufbauend

1.7 Nasennebenhöhlenentzündung

Definition:

Die Gesichtsknochen besitzen im Bereich der Stirn und des Oberkiefers Hohlräume (*griech.* sinus = Winkel), die mit dem Nasengang in Verbindung stehen und von dort belüftet werden. Die Wände dieser Nasennebenhöhlen sind mit Schleimhaut ausgekleidet, deren abgesonderter Schleim in den Nasengang abfließt. Bei Schwellung der Nasenschleimhaut können die Zugänge zu den Nasennebenhöhlen verstopfen, und der Schleimabfluß und die Belüftung sind nicht mehr möglich. In die Kieferhöhlen ragen am Boden die Wurzeln der Backenzähne hinein, so daß Entzündungen der Zähne auf die Kieferhöhlen übergreifen können. Umgekehrt können auch Entzündungen der Kieferhöhlen über die Zahnwurzeln zu Zahnschmerzen führen. Ursache für häufige Entzündungen der Nasennebenhöhlen sind

- Infekte mit Krankheitserregern;
- verminderte Belüftung bei behinderter Nasenatmung;
- narbige Veränderung bei chronischer Entzündung.

Beschwerdebild:

Je nach Ursache und Schweregrad der Entzündung bestehen folgende Beschwerden:
- Druck und Schmerzen oberhalb und unterhalb der Augen;
- Sekretion und Schwellung der Nasenschleimhaut;
- Fieber, Abgeschlagenheit;
- Zahnschmerzen.

Behandlungsrichtlinien:

Leichtere Formen werden symptomatisch behandelt. Ätherische Öle und physikalische Therapie bringen rasche Linderung:
⇒ Rotlicht;
⇒ Inhalationen, z.B. mit Minzöl, Eucalyptus, Kamille;
⇒ Schleimhauttherapie mit
   chemisch: Ambroxol, Acetylcystein
   pflanzlich: Myrrhe, Citrusölen
Bei hochfieberhaften und eitrigen Formen muß nach ärztlicher Abwägung auch mit Antibiotika behandelt werden. Die Antibiotikatherapie darf nicht vorzeitig abgebrochen werden, außer bei Unverträglichkeit.

Vorsicht!
Langanhaltende, schwere Vereiterungen der Nasennebenhöhlen können zu schwerwiegenden Problemen an Zähnen, Augen, Gesichtsweichteilen und Schädelinnenraum mit Gehirn und Hirnhäuten führen. Eitrige, fieberhafte Nebenhöhlenerkrankungen, die nicht in einem Zeitraum von 7-10 Tagen deutliche Besserungstendenz zeigen, gehören ärztlich untersucht.

NASENNEBENHÖHLENENTZÜNDUNG

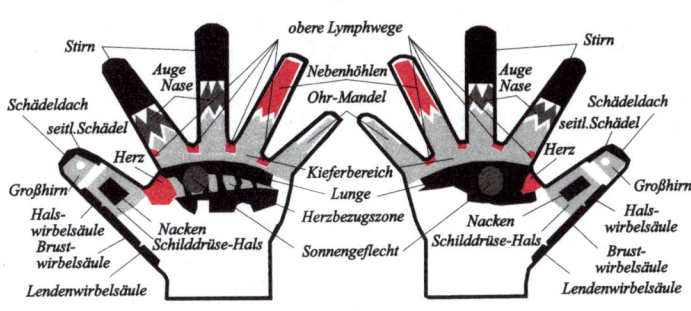

linke Hand   rechte Hand

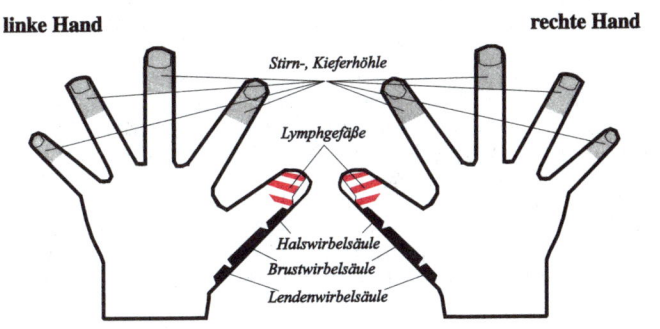

Schwerpunkte	linke Hand		rechte Hand		Technik
	innen	außen	außen	innen	
obere Lymphwege, *Herz, Nebenhöhlen*					ableitend
————					aufbauend

1.8 Ohrenerkrankungen

Definition:

Das Ohr (*griech.* otos) wird anatomisch und funktionell in 3 Abschnitte eingeteilt:
● Außenohr: Ohrmuschel, Gehörgang, Trommelfell;
● Mittelohr: Trommelfell, Paukenhöhle, Gehörknöchelchen, Tube;
● Innenohr: Schnecke (Hörorgan), Labyrinth (Gleichgewichtsorgan).
Der Außenohrbereich dient der Schallaufnahme und Weiterleitung zum Mittelohr, wo das Trommelfell in Schwingungen versetzt wird. Die Schwingungen werden auf die Gehörknöchelchen übertragen und, mechanisch verstärkt, auf das Innenohr weitergegeben. Die Schnecke, der eigentliche Hörsensor, ist mit Flüssigkeit gefüllt, die über Druckwellen die Haarzellen des Hörorgans reizt und ein Nervensignal erzeugt. Ein weiterer Weg der Schallübertragung auf das Hörorgan ist die Leitung über den Schädelknochen. Das Labyrinth ist ein Ringsystem in verschiedenen Ebenen, welches über die Trägheit der darin befindlichen Flüssigkeit eine Bewegungs- und Lageänderungsbestimmung erlaubt.

Beschwerdebild:

Erkrankungen des Außenohrs sind meist Entzündungsprozesse mit
■ Schmerzen, Fieber, Sekretion aus dem Gehörgang.
Bei Schwellungen der Rachenschleimhaut verschließt die haarfeine Tube, und der Druckausgleich zwischen Rachenraum und Mittelohr ist nicht mehr möglich. Dies führt zu
■ Schmerzen, Außenwölbung des Trommelfells, Hörminderung;
■ Flüssigkeits- und Schleimansammlungen, eitriger Bakterienbesiedelung.
Erkrankungen des Innenohrs sind neben übergreifenden Infekten des Mittelohrs häufig Durchblutungsstörungen, für die die Nervenzellen des Hörorgans sehr anfällig sind. Zeichen einer Innenohrschädigung sind
■ Schwindel, Höreinschränkung bestimmter Tonhöhen;
■ kompletter Hörverlust (Hörsturz), ständiges Ohrgeräusch (Tinnitus).
Aber auch bei Verschluß eines Gehörgangs durch einen Pfropf können durch die seitenunterschiedliche Reizung der Hörorgane ähnliche Beschwerden auftreten.

Behandlungsrichtlinien:

Die Behandlung richtet sich nach der Ursache. Bei entzündlichen Prozessen des Außen- und Mittelohres wird neben einer allgemeinen Infektbehandlung (s. 1.3 Katarrh) lokal entzündungshemmend und, falls nötig, auch schmerzstillend behandelt. Eine lokale Behandlung mit Antibiotika ist umstritten. Hochfieberhafte und schmerzhafte Ohrenerkrankungen sollten ärztlich behandelt werden. Bei leichteren Beschwerden genügt oft eine symptomatische Behandlung:
⇒ Abschwellung des Nasen- und Rachenraumes, Wärmetherapie.

Vorsicht!
Hörsturz oder Knallschädigung des Ohres müssen sofort und intensiv behandelt werden, da geschädigte Hörzellen rasch absterben und nicht ersetzt werden können. Die Folge ist ein dauerhafter Hörverlust.

OHRENERKRANKUNGEN

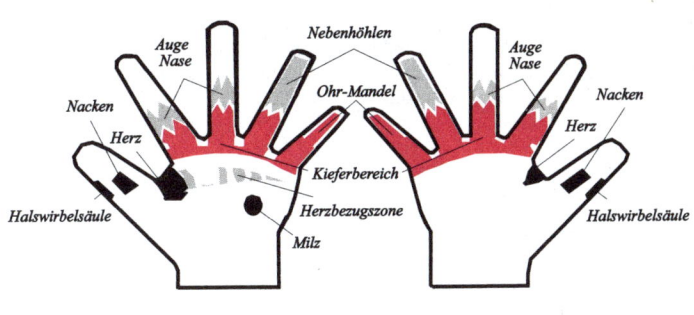

linke Hand   **rechte Hand**

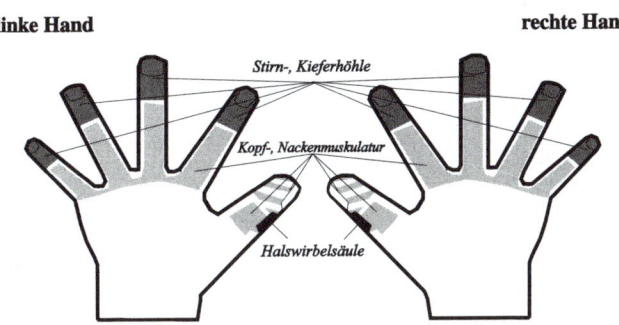

Schwerpunkte	linke Hand		rechte Hand		Technik
	innen	außen	außen	innen	
Ohr-Mandel, *Kieferbereich*					ableitend
———					aufbauend

53

1.9 Ohrgeräusch

Definition:

Ein mit zunehmendem Alter häufiges Krankheitsbild sind störende Ohrgeräusche (*lat.* tinnitus = Klingeln). Die Pulsation des Blutes im Schädelinneren versetzt den Knochen, der das Hörorgan umgibt, in Schwingungen, die jedoch normalerweise unterdrückt und nicht wahrgenommen werden. Bei Schädigung des Hörorgans oder bei verstärkter Pulsation, z.B. in verengten Gefäßen, gelingt die Unterdrückung nicht mehr, und ein ständiger, unterschwelliger Ton wird wahrgenommen. Betroffene klagen oft besonders in Ruhephasen und beim Einschlafen über solche Ohrgeräusche. Im Alltag geht das Eigengeräusch im ständigen Umgebungsgeräuschpegel unter. Verringert sich der Geräuschpegel, wird das Eigengeräusch wieder stärker wahrgenommen.

Beschwerdebild:

Ohrgeräusche können phasenweise oder dauerhaft auftreten und verursachen häufig Probleme im psycho-vegetativen Bereich:
- Nervosität, Reizbarkeit;
- Schlafstörungen;
- Konzentrationsprobleme;
- (in Verbindung mit Schwerhörigkeit) soziale Kontaktstörungen, Isolation.

Behandlungsrichtlinien:

Die Behandlung von Ohrgeräuschen ist äußerst schwierig, da die Ursachen oft nicht mehr beeinflußt werden können. Behandlungen sollten grundsätzlich nur nach ärztlicher Diagnostik und immer konsequent durchgeführt werden. Folgende Maßnahmen sind möglich:
⇒ durchblutungsfördernde Infusionsbehandlung
  chemisch: Pentoxyphyllin, Naftidrofuryl, Piracetam, HAES (Akutbehandlung, z.B. bei Hörsturz)
  pflanzlich: Gingko;
⇒ zentral dämpfende Medikamente: z.B. Sulprid, Doxepin (Diese Medikamente sind Psychopharmaka und sollten nur vorübergehend bei starken Beschwerden angewendet werden.)
Zusätzlich lindernd können eingesetzt werden:
⇒ Entspannungstechniken.

Vorsicht!
Ein erstmals auftretendes Ohrgeräusch sollte umgehend untersucht und behandelt werden, da hier die Chance auf Besserung noch am größten ist.

OHRGERÄUSCH

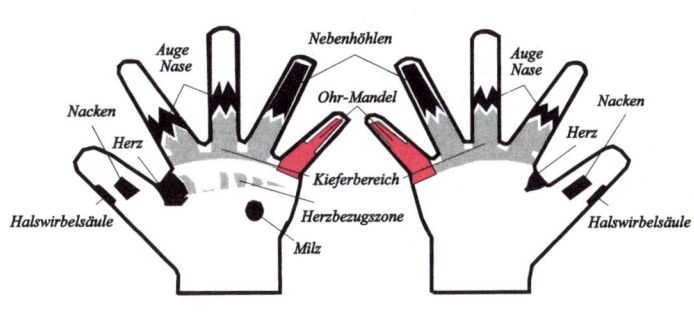

linke Hand   **rechte Hand**

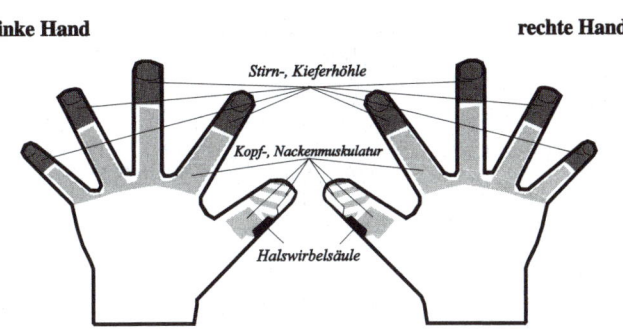

Schwerpunkte	linke Hand		rechte Hand		Technik
	innen	*außen*	*außen*	*innen*	
Ohr-Mandel					ableitend
———					aufbauend

1.10 Zahnschmerzen

Definition:

Ursache von Zahnschmerzen sind häufig Erkrankungen der Zähne:
- Karies;
- Parodontose;
- Zahnwurzelentzündungen.

Aber auch bei Erkrankungen benachbarter Bereiche können Zahnschmerzen auftreten:
- Nasennebenhöhlenentzündungen;
- Entzündungen des Trigeminusnervs.

Durch die Nähe zum Gehirn werden Schmerzprozesse am Gebiß immer sehr intensiv empfunden und wecken rasch das Bedürfnis nach einer schnellen und wirkungsvollen Therapie.

Beschwerdebild:

Zahnschmerzen können vom Charakter her sehr unterschiedlich sein, wodurch Rückschlüsse auf die Ursache möglich sind:
- Kalt-Warm-Empfindlichkeit findet sich bei freiliegenden Zahnhälsen, z.B. bei Parodontose oder Aufbaustörungen des Zahnschmelzes;
- Süßempfindlichkeit weist auf Zahnschmelzzerstörung durch Karies hin;
- pochende und pulsierende Schmerzen sind Zeichen von Entzündungen im Wurzelbereich;
- ausstrahlende Schmerzen einer ganzen Kiefer- oder Gesichtshälfte sprechen für das Vorliegen einer Neuralgie;
- Kraftverlust und Schmerzen während des Kauvorgangs sind möglicherweise Folgen einer Erkrankung des Kiefergelenks.

Behandlungsrichtlinien:

Auch Zahnschmerzen sollten ursächlich therapiert werden. Deshalb empfiehlt sich eine baldige Vorstellung bei einem Zahnarzt. Schmerzmittel dämpfen nur die Schmerzempfindung, beseitigen aber nicht die Ursache des Schmerzes. Da Zahnschmerzen in der Regel sehr starke Schmerzen sind, empfiehlt es sich, kombinierte Schmerzmittel mit entzündungshemmender Komponente einzusetzen:
⇒ Paracetamol, Acetylsalicylsäure, Codein, Diclofenac, Naproxen, Ibuprofen.

Vorsicht!
Zahnpflege und Auswahl der richtigen Nahrungsmittel beugen schmerzhaften Zahnerkrankungen vor.

ZAHNSCHMERZEN

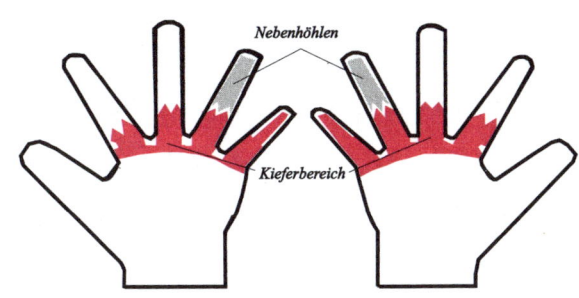

Nebenhöhlen

Kieferbereich

linke Hand　　　　　　　　　　　　　　**rechte Hand**

Stirn-, Kieferhöhle

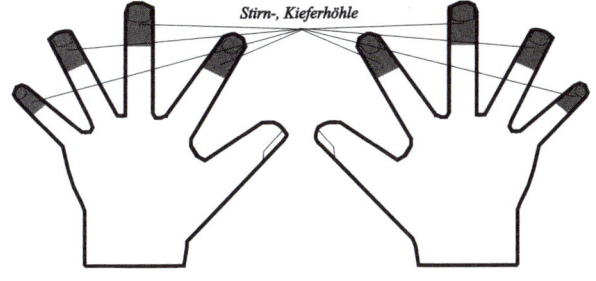

Schwerpunkte	linke Hand		rechte Hand		Technik
	innen	*außen*	*außen*	*innen*	
Kieferbereich					ableitend
———					aufbauend

2. Brustorgane

2.1 Akute und chronische Bronchitis

Definition:

Bronchitis (*griech.* bronchos = Geäst, -itis = Entzündung) ist eine entzündliche Erkrankung des Atemwegsystems. Die Luftröhre zweigt sich hinter dem Brustbein zu den beiden Lungenflügeln in die beiden Stammbronchien auf. Diese verzweigen sich in den Lungen baumförmig. An den Enden der kleinsten Bronchialäste befinden sich die Lungenbläschen (Alveolen), wo der Gasaustausch stattfindet. Die größeren Bronchien sind mit Knorpelspangen verstärkt, damit sie unter dem wechselnden Atemdruck nicht kollabieren. Die kleineren Bronchien können über Muskelfasern in ihrer Wand in der Weite verändert werden. Hierdurch wird die Verteilung der Atemluft in den Lungen geregelt. Die Innenwand der Bronchien ist mit Flimmerhaarzellen besetzt und durch eine elastische Schleimschicht geschützt. Häufigste Ursachen für Entzündungen der Bronchien sind:
● Reizstoffe (z.b. Chemikalien, Rauchkondensate);
● Krankheitserreger (z.b. Bakterien, Viren, Pilze);
● physikalische Reize (z.b. Kälte, Luftfeuchtigkeit).

Beschwerdebild:

Zeichen einer akuten Bronchitis sind
■ erhöhte Schleimproduktion, Auswurf;
■ grün-gelbe Verfärbung des Schleims;
■ Hustenreiz;
■ brennender Schmerz im Brustraum nach dem Husten;
■ allgemeine Infektionssymptome, Fieber.
Von einer chronischen Bronchitis spricht man, wenn die Symptome über längere Zeit oder dauerhaft vorhanden sind. Die chronische Entzündungsreaktion führt zu
■ krampfartiger Verengung der kleinen Bronchien (s. 2.2 Asthma);
■ Überblähung der Lunge (s. 2.3 Emphysem);
■ erschwerter Atemarbeit durch erhöhten Atemwegswiderstand, verminderte Gasaustauschfläche und Verlust an Elastizität.

Behandlungsrichtlinien:

Neben einer Bekämpfung von Krankheitserregern mit z.B.
⇒ Antibiotika,
⇒ Schleimlösern (Ambroxol, Acetylcystein, Efeu, Thymian),
⇒ Immuntherapeutika (Echinacea, Thuja, Bakterienvaccine)
ist eine konsequente Ausheilung der Entzündungsreaktion wichtig. Die Entzündungsreaktion selbst macht oft keine Beschwerden, führt aber längerfristig zu einer frühzeitigen Alterung der Lungen (s. 2.3 Emphysem).

Vorsicht!
Bei einer Bronchitis kann gelegentlich beim Abhusten Blut im Schleim auftreten. Dieses Symptom sollte sehr ernst genommen werden und erfordert immer eine ärztliche Untersuchung zur Abklärung der Ursache.

AKUTE UND CHRONISCHE BRONCHITIS

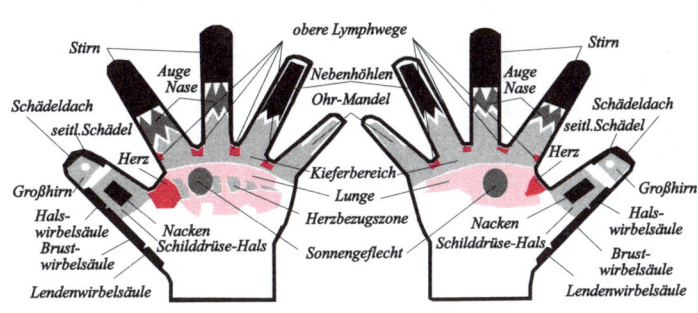

linke Hand   **rechte Hand**

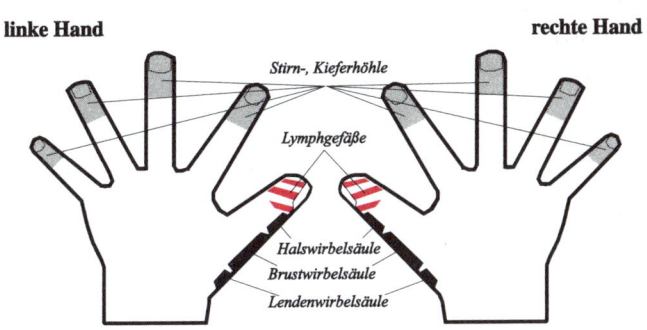

Schwerpunkte	linke Hand		rechte Hand		Technik
	innen	*außen*	*außen*	*innen*	
obere Lymphwege, Herz, Lunge					ableitend
————					aufbauend

2.2 Asthma bronchiale

Definition:

Asthma bronchiale (*griech.* asthma = Verengung) ist eine Erkrankung des Atemwegsystems. Leitsymptom dieser Erkrankung ist Atemnot, der eine Verengung der Bronchien mit einem erhöhten Widerstand beim Ausatmen zugrunde liegt. Die Lungen werden überbläht, und die austauschbare Menge der Atemgase nimmt ab. Die Folge ist eine gesteigerte Atemtätigkeit. Bei schweren Formen gelingt es trotz der gesteigerten Atemtätigkeit nicht mehr, das Blut mit genügend Sauerstoff anzureichern und die Kohlensäure aus dem Blut abzuatmen. Sauerstoffmangel und Übersäuerung des Blutes können schwere Störungen im Körper auslösen.
Man unterscheidet innere und äußere Ursachen für die Verkrampfung der Bronchien.

● Innere Ursachen sind meist chronische Entzündungen der Bronchien mit erhöhter Krampfbereitschaft oder eine vermehrte Bildung von zähem Schleim.
● Äußere Ursachen können Reizstoffe oder Allergene (s. 8.1 Allergie) sein.

Beschwerdebild:

Asthmabeschwerden können dauerhaft oder anfallsartig auftreten. Bei schweren Anfällen kann für den Betroffenen innerhalb kurzer Zeit Lebensgefahr entstehen.

■ Luftnot (Dyspnoe), beschleunigte Atmung (Tachypnoe);
■ pfeifendes, giemendes Atemgeräusch;
■ Blässe, Blaufärbung der Lippen (Zyanose);
■ beschleunigter Pulsschlag (Tachykardie);
■ Angst, Unruhe.

Behandlungsrichtlinien:

Ziel der Behandlung ist eine Verminderung des Widerstands in den Atemwegen, ein verbesserter Austausch der Atemgase und eine Stabilisierung der Kreislaufverhältnisse. Der beginnende Atemnotsanfall kann oft noch mit einfachen Mitteln abgefangen werden:
⇒ spezielle Atemtechniken (z.B. Lippenbremse);
⇒ Entspannung zur Inaktivierung des Streßsystems.
Zur Akutbehandlung verwendet man bronchialerweiternde Medikamente, die ihre Wirkung besonders gut bei direkter Inhalation in das Bronchialsystem entfalten.
⇒ Medikamente zur Bronchialerweiterung:
  Fenoterol, Salbutamol, Terbutalin, Theophyllin.
Bei einer chronischen Entzündungsreaktion an den Bronchien verhindert nur eine konsequente Entzündungshemmung, wie z.B. durch Inhalation von Cortison, die schweren Spätfolgen der Erkrankung. Die gefürchteten Cortisonnebenwirkungen treten bei der inhalativen Anwendung normalerweise nicht auf.

Vorsicht!
Entspannungstechniken, Atemtherapie und alternative Heilbehandlungen wie z.B. Reflexzonentherapie ersetzen nicht die konsequente Behandlung der Grunderkrankung. Es gibt exakte Untersuchungsmöglichkeiten, die zeigen, welche Behandlung sinnvoll und notwendig ist.

ASTHMA BRONCHIALE

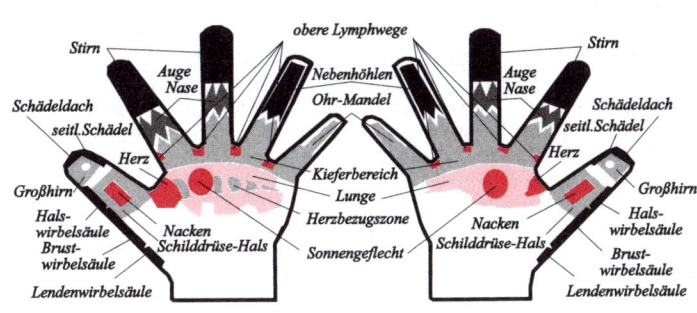

linke Hand   **rechte Hand**

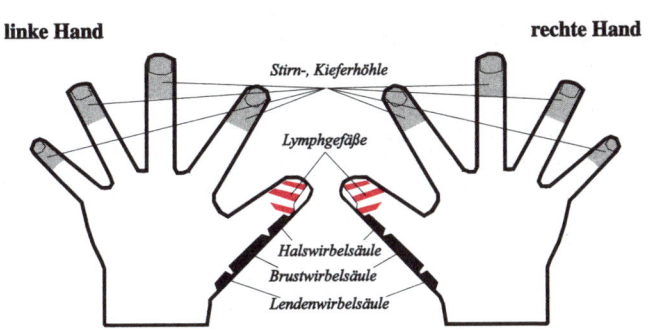

Schwerpunkte	linke Hand		rechte Hand		Technik
	innen	*außen*	*außen*	*innen*	
obere Lymphwege, Herz, Lunge, Nacken, Sonnengeflecht					ableitend
———					aufbauend

2.3 Emphysem

Definition:

Emphysem (*griech.* Aufblähung) ist die Folge einer dauerhaften Schädigung des Lungengewebes mit Verlust der elastischen Eigenschaften durch Überblähung oder narbigen Umbau. Die häufigsten Ursachen sind chronische Entzündungen oder Krankheiten mit erhöhtem Atemwegswiderstand, wie z.B. Asthma. Von der Schrumpfungs- und Ausdehnungsfähigkeit der Lungen hängt die Menge der austauschbaren Atemluft ab. Elastische Fasern im Lungengewebe selbst und ein elastischer Schleimüberzug in den Lungenbläschen sind für die große Dehnfähigkeit der Lungen verantwortlich. Ein weiterer wichtiger Faktor ist die Erweiterungsfähigkeit des Brustraumes, welcher durch Zwerchfell, Wirbelsäule, Rippen und die dazugehörige Muskulatur gebildet wird. Häufige Krankheiten, die zu einem Lungenemphysem führen, sind

● chronische Bronchitis (z.B. bei Rauchern);
● Asthma bronchiale;
● Staublunge (z.B. bei Bergleuten);
● Mukoviszidose (angeborene Erkrankung mit Bildung eines zu zähen Schleimes).

Beschwerdebild:

Wegen des erschwerten Gasaustausches muß besonders unter Belastung deutlich mehr Atemarbeit geleistet werden, um ausreichend Sauerstoff aufnehmen und Kohlensäure abatmen zu können. Sind die Reserven der Atmungsorgane ausgeschöpft, kommt es zu

■ belastungsabhängiger Atemnot (Dyspnoe);
■ Sauerstoffmangel im Blut, Blässe;
■ Anreicherung des Blutes mit Kohlensäure, Blaufärbung der Lippen (Zyanose);
■ Kreislaufbelastung, vermehrter Herztätigkeit (Tachykardie);
■ Schleimansammlung in den unteren Lungenabschnitten, Hustenreiz, Auswurf.

Behandlungsrichtlinien:

Oberstes Gebot bei der Behandlung sollte eine Verhinderung der Entstehungsursachen sein. Ist die Lunge erst einmal im Sinne eines Emphysems verändert, können nur noch die Symptome gelindert werden, eine Heilung ist nicht mehr möglich. Folgende Maßnahmen sind grundsätzlich richtig:

⇒ Meidung aller schädigenden Faktoren, z.B. Rauch, Staub, Chemikalien;
⇒ frühzeitige Infektionsbekämpfung;
⇒ konsequente Entzündungshemmung, z.B. durch Inhalation mit Cortison;
⇒ Erlernen und regelmäßige Anwendung spezieller Atemtechniken;
⇒ regelmäßige Erfolgskontrollen, auch bei Beschwerdefreiheit.

Vorsicht!
Der oft langsame Umbau der Lungen zu einem Emphysem macht sich nicht durch Schmerzen bemerkbar. Chronischer Husten mit Auswurf bei Rauchern ist keineswegs harmlos, sondern Anzeichen eines chronischen Entzündungsprozesses in den Atemwegen. Wird die Leistungsminderung der Atemorgane spürbar, sind die Veränderungen in den Lungen bereits weit fortgeschritten.

EMPHYSEM

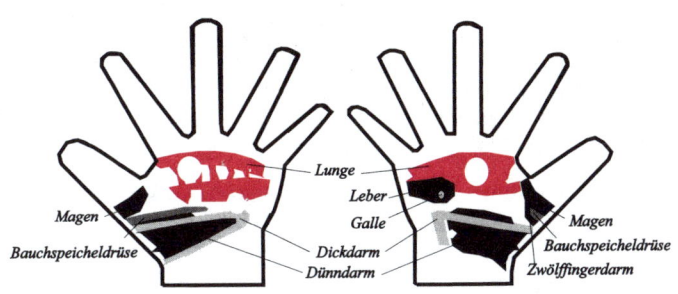

| Lunge |
| Leber |
Magen	Galle	Magen
Bauchspeicheldrüse	Dickdarm	Bauchspeicheldrüse
	Dünndarm	Zwölffingerdarm

linke Hand   **rechte Hand**

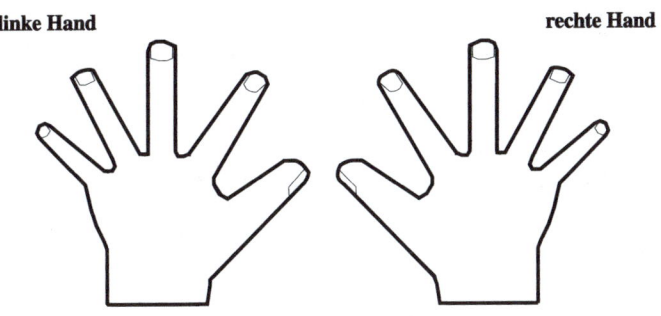

Schwerpunkte	linke Hand		rechte Hand		Technik
	innen	*außen*	*außen*	*innen*	
Lunge					ableitend
———					aufbauend

2.4 Herzrhythmusstörungen

Definition:

Das Herz besitzt ein „nervenzellähnliches" Leitungssystem, das selbständig rhythmische, elektrische Impulse bildet und in die einzelnen Herzabschnitte gezielt weiterleitet. Der Haupttaktgeber sitzt in der Herzvorkammer, ein zweites, langsameres Zentrum zwischen Vor- und Hauptkammern. Fallen die schnelleren Zentren aus, so übernehmen langsamere Zentren mit einer geringeren Pulsgeschwindigkeit die Führung. Die Pulsgeschwindigkeit kann von außen über Nerven, z.B. Vagusnerv, und über Hormone, z.B. Adrenalin, beeinflußt werden. Die Ursachen für Störungen des Herzrhythmus können von außerhalb kommen und am Herzen selbst zu finden sein. Mögliche äußere Ursachen sind

● Schilddrüsenhormonstörungen;
● Mineralstoffstörungen;
● Streß.

Am Herzen selbst können Rhythmusstörungen ausgelöst werden durch

● Entzündungen;
● Sauerstoffmangel;
● Narben;
● Blutdruckbelastung.

Beschwerdebild:

Herzrhythmusstörungen können die Geschwindigkeit oder Gleichmäßigkeit des Herzschlags betreffen:

■ zu schneller, gleichmäßiger Herzschlag (Tachykardie);
■ zu langsamer, gleichmäßiger Herzschlag (Bradykardie);
■ längeres Ausbleiben des Herzschlags (Asystolie);
■ einzelne unregelmäßige Zwischenschläge (Extrasystolen);
■ dauerhaft unregelmäßiger Herzschlag (Arrhythmie).

Die wenigsten Herzrhythmusstörungen machen ernsthafte Beschwerden. Gelegentlich können Herzklopfen, Herzstolpern, innere Unruhe und Zeichen der Herzschwäche auftreten.

Behandlungsrichtlinien:

Die Behandlung von Herzrhythmusstörungen ist ursachenabhängig. Die meisten Herzrhythmusstörungen sind nicht lebensbedrohend und treten nur vorübergehend auf. Sicherheit bezüglich einer notwendigen Behandlung kann nur die eingehende, ärztliche Untersuchung geben. Folgende Ursachen sollten immer berücksichtigt werden:

⇒ Medikamente, die zur Zeit eingenommen werden;
⇒ Schilddrüsenerkrankungen, Kropf;
⇒ psychische Situation.

Vorsicht!
Herzrhythmusstörungen bei Infekten weisen auf eine Herzmuskelentzündung hin.
Bei bekannter Herzkranzgefäßerkrankung kann ein Herzinfarkt die Ursache sein.

HERZRHYTHMUSSTÖRUNGEN

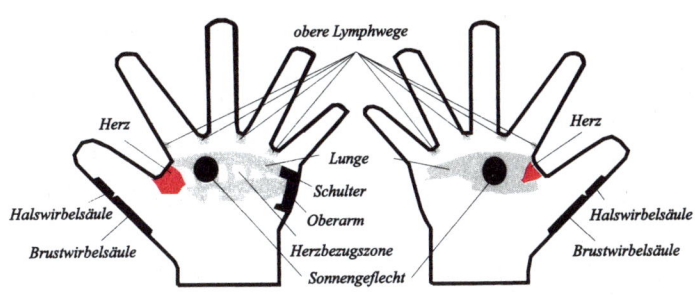

obere Lymphwege

Herz   Herz
            Lunge
Halswirbelsäule   Schulter
                   Oberarm   Halswirbelsäule
Brustwirbelsäule   Herzbezugszone Brustwirbelsäule
                   Sonnengeflecht

linke Hand   **rechte Hand**

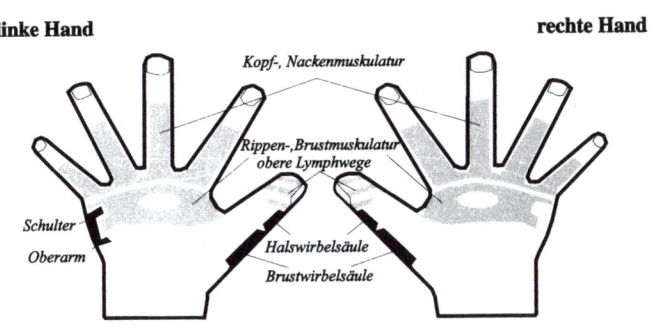

Kopf-, Nackenmuskulatur

Rippen-, Brustmuskulatur
obere Lymphwege
Schulter
Oberarm   Halswirbelsäule
               Brustwirbelsäule

Schwerpunkte	linke Hand		rechte Hand		Technik
	innen	außen	außen	innen	
Herzbezugszone					ableitend
Herz					aufbauend

2.5 Herzinfarktnachbehandlung

Definition:

Ein Herzinfarkt (*lat.* infarcire = hineinstopfen) ist immer mit einem Absterben von Herzmuskelgewebe und bleibenden Schäden am Organ Herz verbunden. Ursache ist ein Sauerstoffmangel im Herzmuskelgewebe, meist durch Einengung oder Verschluß einer Herzkranzarterie. Aber auch Überlastung des Herzmuskels oder starke Entzündungen können zum Absterben von Herzmuskelzellen führen. In der Regel ist ein Herzinfarkt durch stechende, krampfartige und in den linken Arm, den Bauch oder den Kiefer ausstrahlende Schmerzen (Angina pectoris) spürbar. Häufig treten in der Akutphase Kreislaufprobleme, Herzrhythmusstörungen oder allgemeines Unwohlsein auf. Gefürchtet ist das Entstehen einer Schocksymptomatik mit Kreislaufstillstand oder Organversagen. Herzinfarkte können aber auch „stumm", d.h. ohne spürbare Symptome, ablaufen und werden erst bei späteren Untersuchungen entdeckt. Ein Herzinfarkt erfordert immer eine sofortige, stationäre Behandlung. Herzkranzgefäßverschlüsse können heute durch eine Katheteruntersuchung frühzeitig erkannt und oft ohne Operation behandelt werden. Oberstes Ziel ist die Begrenzung des Verlustes an Herzmuskelgewebe. Je früher die Behandlung eingeleitet wird, um so größer ist die Überlebenschance für den Betroffenen. Mit dem akuten Ereignis sind die Probleme keineswegs abgeschlossen.

Beschwerdebild:

Die Phase nach dem Akutereignis ist häufig gekennzeichnet von
- Minderung der körperlichen Leistungsfähigkeit;
- Überwindung der Angsterlebnisse während der Akutphase;
- Vertrauensverlust in den eigenen Körper;
- Risiko von Komplikationen, z.B. erneuter Infarkt, Herzrhythmusstörungen;
- Herzentzündung, Herzerweiterung, Herzschwäche.

Behandlungsrichtlinien:

Nach der Akutphase beginnt für den Betroffenen die Phase der sogenannten Rehabilitation. Wichtige Ziele sind hierbei:
⇒ Stabilisierung und Training des Kreislaufsystems;
⇒ Verminderung der Risikofaktoren (Übergewicht, Bluthochdruck, Nikotin, Zuckerkrankheit, Bewegungsmangel, Fettstoffwechselstörungen);
⇒ Wiederherstellung des Vertrauens in den eigenen Körper;
⇒ Bewältigung der existentiellen Ängste.

Vorsicht!
Je nach Art, Umfang und Verlauf des Herzinfarktes sind verschiedene medikamentöse Nachbehandlungen erforderlich. Der Erfolg und die Sicherheit einer solchen Behandlung liegen in der konsequenten Durchführung. Alternative Heilmethoden können zwar unterstützen, aber nie die Grundbehandlung ersetzen. Änderungen der Therapie sollten nie selbständig, sondern nur von den verantwortlichen Ärzten vorgenommen werden.

HERZINFARKTNACHBEHANDLUNG

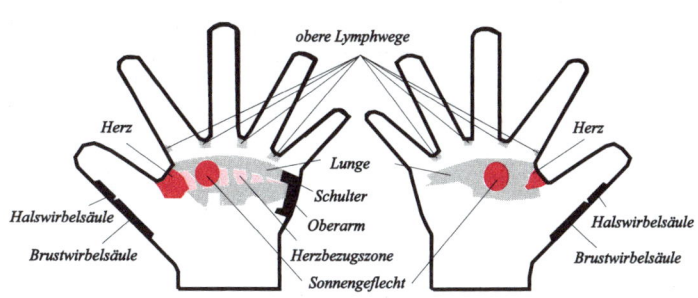

obere Lymphwege

Herz · Herz

Lunge
Schulter
Oberarm
Herzbezugszone
Sonnengeflecht

Halswirbelsäule · Halswirbelsäule
Brustwirbelsäule · Brustwirbelsäule

linke Hand · **rechte Hand**

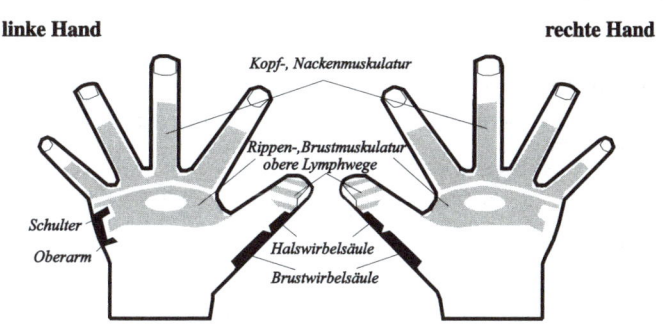

Kopf-, Nackenmuskulatur

Rippen-, Brustmuskulatur
obere Lymphwege

Schulter
Oberarm

Halswirbelsäule
Brustwirbelsäule

Schwerpunkte	linke Hand		rechte Hand		Technik
	innen	außen	außen	innen	
Herzbezugszone, Sonnengeflecht					ableitend
Herz					aufbauend

2.6 Herzschmerzen (Angina pectoris)

Definition:

Angina pectoris (*lat.* angina = Enge; pectus = Brust) ist ein Symptom aus dem Bereich des Herz-Kreislaufsystems. Es beschreibt einen Schmerzzustand im Brustraum, der durch eine Minderdurchblutung des Herzmuskels ausgelöst wird. Als Ursache finden sich Verengungen der Herzkranzgefäße, die sogenannte koronare Herzkrankheit, oder eine Verkrampfung der Herzkranzgefäße durch äußere Reize, wie z.B. Kältereiz. Unter Schonung kommt es meist zu einer vollständigen Erholung mit Rückgang der Schmerzen. Bildet sich die Minderdurchblutung des Herzmuskels nicht zurück, stirbt das empfindliche Herzmuskelgewebe durch den Sauerstoffmangel und die Anhäufung von Abfallstoffen des Stoffwechsels ab. Man nennt dieses irreversible Krankheitsbild Herzinfarkt.

Beschwerdebild:

- Stechender, krampfartiger Schmerz in der linken Brust;
- häufig Ausstrahlung in den linken Arm, in Hals, Kiefer oder Oberbauch;
- Leistungsminderung;
- vegetative Zeichen, z.B. Blässe, Kaltschweißigkeit, Unruhe;
- Angstgefühl, oft „Todesangst".

Behandlungsrichtlinien:

Wichtigste Maßnahme bei bekanntem Leiden ist die frühzeitige Anwendung der Notfallmedikamente:
⇒ Nitrospray oder -kapseln.
Treten die Beschwerden zum ersten Mal auf, ist umgehende Konsultation eines Arztes notwendig.
Sinnvolle Erstmaßnahmen sind
⇒ körperliche Schonung;
⇒ Vermeidung von Aufregung.
Klingen die Beschwerden innerhalb weniger Minuten von selbst ab, ist trotzdem eine umgehende ärztliche Untersuchung notwendig. Eine Aufzeichnung der Herzströme (EKG) und die Bestimmung bestimmter Blutwerte können die Ursache des Schmerzgeschehens abklären.
Bei länger anhaltenden Schmerzen ist eine zusätzliche Überwachung im Krankenhaus erforderlich.

> **Vorsicht!**
> Die Anwendung von Reflexzonentherapie kann nie die Einnahme der Notfallmedikamente ersetzen. Auch die Diagnosesicherung kann nicht über die Reflexzonen erfolgen.
> Die Reflexzonentherapie sollte nur bei leichteren, ausreichend abgeklärten Fällen zusätzlich zur Notfallmedikation als unterstützende Maßnahme eingesetzt werden.

HERZSCHMERZEN
(ANGINA PECTORIS)

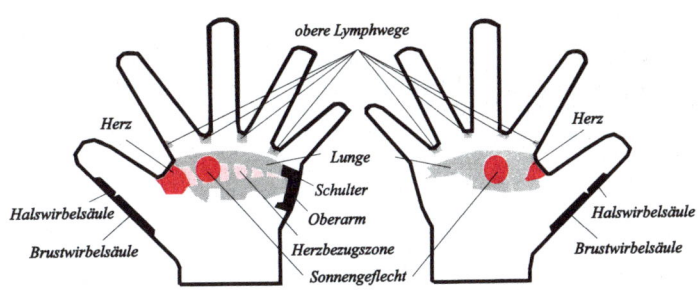

obere Lymphwege

Herz

Lunge

Schulter

Oberarm

Herzbezugszone

Sonnengeflecht

Herz

Halswirbelsäule

Brustwirbelsäule

Halswirbelsäule

Brustwirbelsäule

linke Hand

rechte Hand

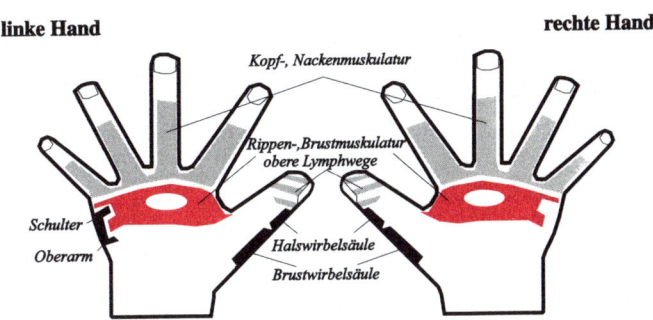

Kopf-, Nackenmuskulatur

Rippen-,Brustmuskulatur
obere Lymphwege

Schulter

Oberarm

Halswirbelsäule

Brustwirbelsäule

Schwerpunkte	linke Hand		rechte Hand		Technik
	innen	außen	außen	innen	
Herz, Herzbezugszone, Sonnengeflecht, Rippen-Brustmuskulatur					ableitend
————					aufbauend

71

2.7 Herzschwäche

Definition:

Eine verminderte Leistungsfähigkeit des Herzens nennt man in der Fachsprache Herzinsuffizienz (*lat.* insufficere = nicht ausreichen). In der Regel liegt eine Erkrankung des Herzens selbst vor:
- Herzklappenfehler;
- Herzmuskelschwäche (Entzündung, Infarkt);
- Herzbeutelerguß;
- Herzrhythmusstörungen.

Überschreiten die Kreislaufanforderungen die Fähigkeiten des Herzens, können auch bei einem gesunden Herzen Schwächezeichen auftreten. Mögliche Ursachen sind
- massive Blutverluste, Verletzungsschock, Flüssigkeitsmangel;
- Nierenfunktionsstörungen;
- starkes Fieber;
- gestörte Atmung (z.B. Asthmaanfall).

Beschwerdebild:

Die gestörte Herztätigkeit kann sich im Körperkreislauf und Lungenkreislauf auswirken. Typische Zeichen sind
- Atemnot, besonders unter Belastung;
- Wassereinlagerungen im Gewebe (Ödeme), besonders an den Knöcheln, Augenlidern und in den Lungen;
- beschleunigter Pulsschlag;
- Blässe, Schwitzen;
- Harndrang, besonders nachts (Nykturie).

Behandlungsrichtlinien:

Zur Ursachenabklärung sind wenig belastende Untersuchungen wie EKG, Röntgenbild des Brustraumes und Herzultraschall erforderlich. Liegt die Ursache nicht am Herzen selbst, so muß die verursachende Erkrankung behandelt werden. Grundsätzlich positiv wirken sich aus:
⇒ dosiertes Ausdauertraining;
⇒ Reduktion der Risikofaktoren (Übergewicht, Nikotin, Alkohol, Fette, etc.);
⇒ Blutdrucknormalisierung.

Zur Unterstützung der Herzarbeit dienen folgende Medikamente:
⇒ chemisch: wassertreibende Mittel, z.B. Furosemid, Triamteren/Hydrochlorothiazid
  herzstärkende Glykoside, z.B. Digoxin, Digitoxin
  kreislaufwirksame Mittel, z.B. ACE-Hemmer, ß-Blocker,
  Kalziumantagonisten
⇒ pflanzlich: Weisdorn (Crataegus), Fingerhut (Digitalis), Maiglöckchen (Convallaria).

Vorsicht!
Herztherapien gehören zunächst in ärztliche Hand. Selbstmedikation birgt ein hohes Risiko. Alternative Therapien können zusätzlich je nach Ursache eingesetzt werden.

HERZSCHWÄCHE

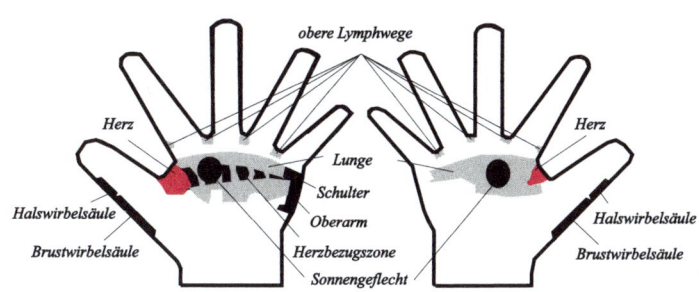

obere Lymphwege

Herz   *Herz*

Lunge

Schulter

Halswirbelsäule   *Halswirbelsäule*

Oberarm

Brustwirbelsäule   *Brustwirbelsäule*

Herzbezugszone

Sonnengeflecht

linke Hand   **rechte Hand**

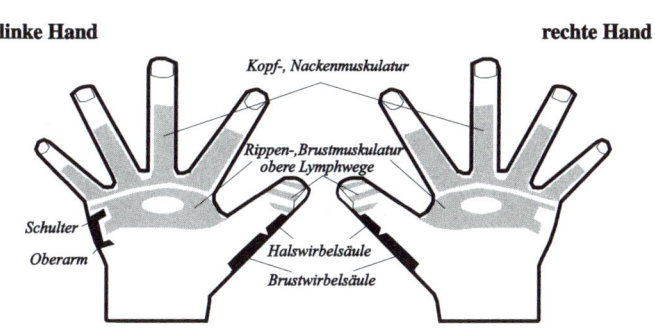

Kopf-, Nackenmuskulatur

Rippen-,Brustmuskulatur
obere Lymphwege

Schulter

Oberarm   *Halswirbelsäule*

Brustwirbelsäule

Schwerpunkte	linke Hand		rechte Hand		Technik
	innen	*außen*	*außen*	*innen*	
Herz					ableitend
———					aufbauend

3. Bauchorgane

3.1 Bauchkrämpfe

Definition:

Krampfartige Schmerzen im Bauchraum sind Zeichen einer Reizung des sehr empfindlichen Bauchfells. Das Bauchfell überzieht als dünne Haut alle Organe des Bauchraums und sorgt für eine Verschiebbarkeit und Bewegungsfreiheit der Organe untereinander.

Speiseröhre, Magen und Darm bestehen aus einem Muskelschlauch, der innen mit einer Schleimhaut und außen mit Bauchfell überzogen ist. Die Nahrung wird aktiv durch rhythmisches Zusammenziehen der Muskulatur (Peristaltik) transportiert. Bei Infektionen oder Entzündungen ist der Ablauf dieser gleichmäßigen, wellenförmigen Anspannungen gestört. Der Nahrungsbrei staut, es kommt zur Gasbildung, und die Darmwand wird stark überdehnt. Über die Reizung des Bauchfells entstehen krampfartige Schmerzen. Sehr starke, wehenartige Schmerzen im Bauchraum nennt man Koliken. Am häufigsten treten solche Koliken bei Reizungen der Gallen- oder Harnwege durch Steine auf.

In gedehntem Zustand ist die Darmwand millimeterdünn, und entzündliche Prozesse können die Darmwand überschreiten und sich im Bauchraum ausbreiten. Gefürchtet ist dies besonders bei der akuten Appendizitis, einer eitrigen Entzündung des lymphknotendurchsetzten Anhängsels des Blinddarms.

Beschwerdebild:

- Krampfartige Schmerzen, oft wandernd;
- Übelkeit, Erbrechen als Zeichen der gestörten Peristaltik;
- Durchfall als Zeichen des beschleunigten Transportes oder der Unfähigkeit des Darmes zur Wasseraufnahme;
- Fieber als Zeichen einer ausgedehnten Entzündungsreaktion.

Behandlungsrichtlinien:

⇒ Keine feste Nahrung;
⇒ ausreichend Flüssigkeit, z.B. Tee, Mineralwasser, klare Brühe;
⇒ feuchte Leibwickel;
⇒ Fiebersenkung, eventuell lokale Kühlung;
⇒ krampflösende Medikamente
   pflanzlich: Schöllkraut, Uzarawurzel, Amara (Bitterstoffe), Kamille
   chemisch: N-Butylscopalamin, Trospiumchlorid, Metamizol.

Vorsicht!
Krampflösende Medikamente, auch pflanzliche, können eine Besserung vortäuschen und wichtige Leitsymptome vertuschen, z.B. bei Appendizitis.
Kinderdosierungen sind unbedingt zu beachten und einzuhalten. Überdosierung kann zum Darmstillstand führen.
Stark entzündliche Erkrankungen sollten eher gekühlt werden.
Übelkeit und krampfartige Oberbauchbeschwerden beim Herzkranken können Zeichen eines Herzinfarktes sein.

BAUCHKRÄMPFE

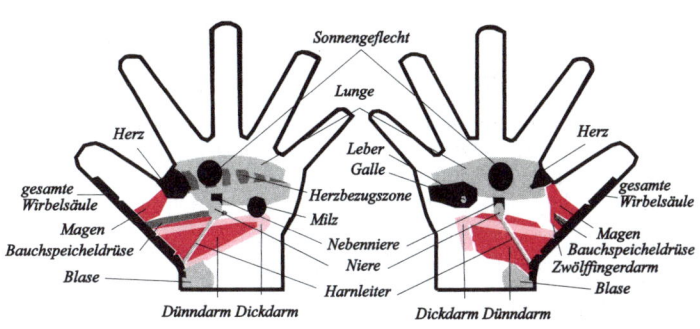

Sonnengeflecht
Lunge
Herz
Leber
Galle
Herzbezugszone
Milz
Nebenniere
Niere
Harnleiter
gesamte Wirbelsäule
Magen
Bauchspeicheldrüse
Blase
Dünndarm Dickdarm

Herz
gesamte Wirbelsäule
Magen
Bauchspeicheldrüse
Zwölffingerdarm
Blase
Dickdarm Dünndarm

linke Hand   **rechte Hand**

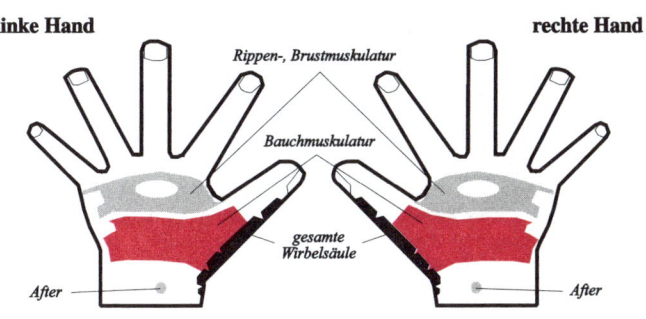

Rippen-, Brustmuskulatur
Bauchmuskulatur
gesamte Wirbelsäule
After   After

Schwerpunkte	linke Hand		rechte Hand		Technik
	innen	außen	außen	innen	
Magen, gesamter Darm, Bauchmuskulatur					ableitend
———					aufbauend

3.2 Bauchspeicheldrüsenleiden

Definition:

Die Bauchspeicheldrüse (*griech.* pankreas) erfüllt zwei wesentliche Aufgaben im Bereich der Verdauung und des Stoffwechsels. Ein Teil der Bauchspeicheldrüse produziert eiweiß- und fettverdauende Enzyme, die über einen Ausführungsgang in den Zwölffingerdarm abgegeben werden. Der Bauchspeicheldrüsengang mündet in der Regel zusammen mit dem Gallengang in den Zwölffingerdarm, so daß Erkrankungen oft organübergreifend stattfinden. Meist sind es Entzündungsreaktionen, die sehr dramatisch verlaufen können und mit starken Schmerzen einhergehen. Häufige Ursachen hierfür sind Abflußhindernisse, z.b. Gallensteine oder Geschwülste, Infektionen mit Krankheitserregern oder Schädigungen durch Giftstoffe, z.b. Alkohol. Die Inselzellen der Bauchspeicheldrüse produzieren das Hormon Insulin, welches Zucker aus dem Blut in die Körperzellen einschleust. Störungen in diesem Bereich laufen in der Regel schmerzlos und oft lange Zeit unbemerkt ab. Erst die Symptome einer massiven Entgleisung des Zuckerstoffwechsels machen die Erkrankung spürbar.

Beschwerdebild:

Entzündungen der Bauchspeicheldrüse verursachen
■ gürtelförmige Schmerzen auf Nabelhöhe.
Durch mangelnde Produktion von Verdauungsenzymen kommt es zu
■ Blähungen und Verdauungsstörungen.
Zeichen einer gestörten Insulinproduktion sind häufig
■ Müdigkeit, Abgeschlagenheit, Gewichtsabnahme;
■ gesteigertes Durstgefühl, Zunahme der Urinausscheidung;
■ Kreislaufreaktionen, kaltes Schwitzen.

Behandlungsrichtlinien:

Die Behandlung entzündlicher Bauchspeicheldrüsenerkrankungen ist zunächst ursächlich, d.h. abflußbehindernde Gallensteine müssen z.b. entfernt werden. Allgemein wirken sich folgende Maßnahmen günstig aus:
⇨ kleine Mahlzeiten mit ausgewogenem Fett- und Eiweißanteil;
⇨ Gabe von hochdosierten Pankreasenzympräparaten;
⇨ körperliche Schonung.
Bei Störungen der Insulinproduktion richten sich die Maßnahmen an dem Schweregrad aus:
⇨ Gewichtsnormalisierung;
⇨ dosierte Zufuhr von Kohlenhydraten (z.B. Zucker, Getreidestärke, Kartoffeln, Reis);
⇨ Medikamente zur Förderung der Insulinfreisetzung (z.B. Glibenclamid);
⇨ Insulinbehandlung.

Vorsicht!
Erkrankungen der Bauchspeicheldrüse sind immer sehr ernsthafte Erkrankungen und gehören zunächst in ärztliche Behandlung. Alkohol und Ernährungsfehler sind die häufigsten Ursachen und müssen umgehend vermieden werden. Durch Vorsorgeuntersuchungen kann eine „Zuckerkrankheit" frühzeitig erkannt werden.

BAUCHSPEICHELDRÜSENLEIDEN

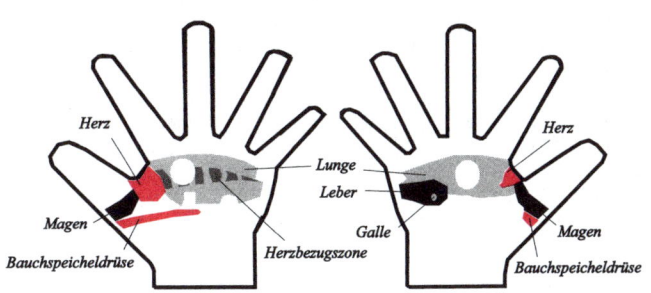

Herz
Lunge
Leber
Galle
Magen
Herzbezugszone
Bauchspeicheldrüse
Herz
Magen
Bauchspeicheldrüse

linke Hand   **rechte Hand**

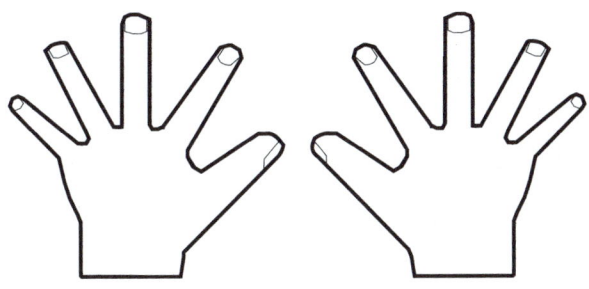

Schwerpunkte	linke Hand		rechte Hand		Technik
	innen	*außen*	*außen*	*innen*	
Bauchspeicheldrüse, *Herz*					ableitend
——					aufbauend

3.3 Blähungen

Definition:

Blähungen (*griech.* Meteorismus) sind Gasansammlungen im Darminneren. Ursache können Gärprozesse oder eine gestörte Gasaufnahme durch die Darmwand sein. Verschiedene Nahrungsmittel, wie z.b. Kohl, können bei ihrer Verdauung eine verstärkte Bildung von Gasen hervorrufen, die von der Darmwand kurzfristig nicht resorbiert werden können. Die jeweiligen Beschwerden bestehen jedoch nur kurzfristig und bedürfen kaum einer Therapie.

Anders ist dies bei chronischen Gär- und Faulprozessen im Darm. Deren Ursachen liegen häufig in

- falscher Ernährung;
- unzureichender mechanischer Zerkleinerung der Nahrung;
- gestörtem Transport;
- mangelnder Durchsetzung mit Verdauungssäften aus Magen, Galleorganen und Bauchspeicheldrüse;
- einer gestörten Darmflora (Besiedelung des Darmes mit ungünstigen Keimen).

Beschwerdebild:

- Völlegefühl, oft 2–3 Stunden nach den Mahlzeiten;
- zunehmender Bauchumfang;
- krampfartige, wandernde Schmerzen im Bauchraum;
- gurgelnde Darmgeräusche;
- übelriechende Gasabgänge aus dem After.

Behandlungsrichtlinien:

Neben einer Verbesserung der Ernährung mit einer ausreichenden Menge an Ballast- und Quellstoffen können folgende Empfehlungen ausgesprochen werden:
⇒ langsames Essen mit guter, mechanischer Zerkleinerung;
⇒ ausreichender Flüssigkeitsanteil der Nahrung;
⇒ körperliche Bewegung, besonders nach den Mahlzeiten.
Symptomatisch kann eine medikamentöse Therapie eingesetzt werden:
⇒ pflanzlich: Bitterstoffe: Wermut, Enzian, Pomeranze, Kalmus
Carminativa und Digestiva: Fenchel, Kümmel, Anis, Ingwer, Minze, Melisse
⇒ chemisch: Dimeticon.

Vorsicht!
Halten die Beschwerden unter Beachtung von richtiger Ernährungsweise und richtigem Eßverhalten an, müssen Darmerkrankungen und Stoffwechselstörungen ausgeschlossen werden.

BLÄHUNGEN

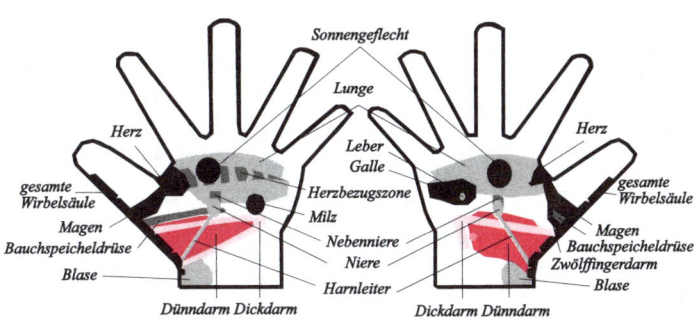

Sonnengeflecht

Lunge

Herz   Herz

Leber
Galle
gesamte   Herzbezugszone   gesamte
Wirbelsäule   Milz   Wirbelsäule
Magen   Nebenniere   Magen
Bauchspeicheldrüse   Niere   Bauchspeicheldrüse
             Zwölffingerdarm
Blase   Harnleiter   Blase
Dünndarm Dickdarm   Dickdarm Dünndarm

linke Hand   **rechte Hand**

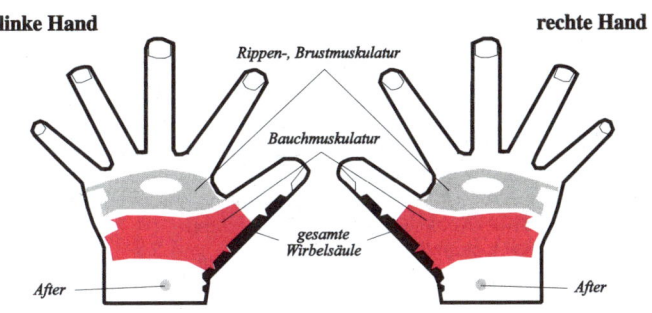

Rippen-, Brustmuskulatur

Bauchmuskulatur

gesamte
Wirbelsäule

After   After

Schwerpunkte	linke Hand		rechte Hand		Technik
	innen	außen	außen	innen	
gesamter Darm, Bauchmuskulatur					ableitend
———					aufbauend

81

3.4 Durchfall

Definition:

Durchfall (*griech.* Diarrhöe) bezeichnet eine Entleerung von breiförmigem bis flüssigem Stuhlgang, oft verbunden mit einer erhöhten Stuhlganghäufigkeit.
Die Ursache liegt in einer Störung der Wasseraufnahme aus dem Verdauungsbrei durch den Dickdarm und einem beschleunigten Transport des Verdauungsbreis im Darm.
Hierfür sind häufig verantwortlich:
- Krankheitserreger (Viren, Bakterien und Pilze);
- Giftstoffe;
- Entzündungen des Darmes (u.a. M. Crohn, Colitis ulcerosa, Diverticulitis);
- Streß (Colon irritabile).

Durchfall ist nicht nur ein hygienisches Problem: Der Körper verliert dabei wertvolle Mineralstoffe und Wasser.

Beschwerdebild:

- Breiförmiger bis flüssiger Stuhl;
- erhöhte Stuhlganghäufigkeit;
- unangenehmer Stuhldrang;
- krampfartige Schmerzen, besonders bei Stuhlentleerung;
- Kreislaufschwäche durch Mineralstoff- und Flüssigkeitsmangel.

Behandlungsrichtlinien:

⇒ Flüssigkeits- und Mineralstoffersatz;
⇒ bei längerem Verlauf beruhigende und entzündungshemmende Medikation
   pflanzlich: Kamille, Kohle, Quellmittel (Apfelpektin)
   chemisch: Metoclopramid, Loperamid
   biologisch: Milieusanierung der Darmflora (E.-coli-Fraktionen, Saccharomyces-Kulturen).

Vorsicht!
Kinder und ältere Menschen sind durch Flüssigkeits- und Mineralstoffverlust besonders gefährdet.
Innerhalb der ersten 24 Stunden sollte zunächst nur Flüssigkeit ersetzt werden. Eine medikamentöse Therapie ist in dieser Zeit nur bei extremem Flüssigkeitsverlust notwendig.
Chronische Durchfälle gehören ärztlich abgeklärt, u.a. sollte eine Salmonellenerkrankung ausgeschlossen werden.
Wechseln Verstopfung und Durchfälle einander dauerhaft und in schneller Folge ab, muß eine Geschwulsterkrankung des Darmes ausgeschlossen werden.

DURCHFALL

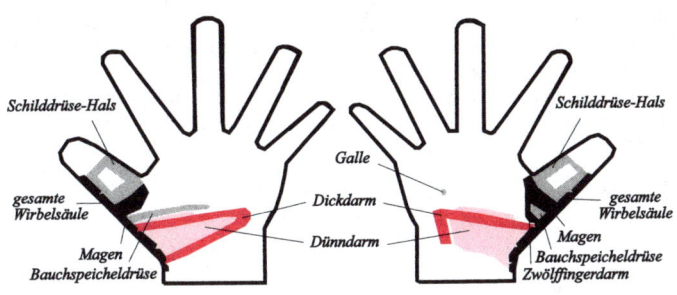

Schilddrüse-Hals

Galle

Schilddrüse-Hals

gesamte Wirbelsäule

Dickdarm

Dünndarm

gesamte Wirbelsäule

Magen

Bauchspeicheldrüse

Magen

Bauchspeicheldrüse

Zwölffingerdarm

linke Hand   **rechte Hand**

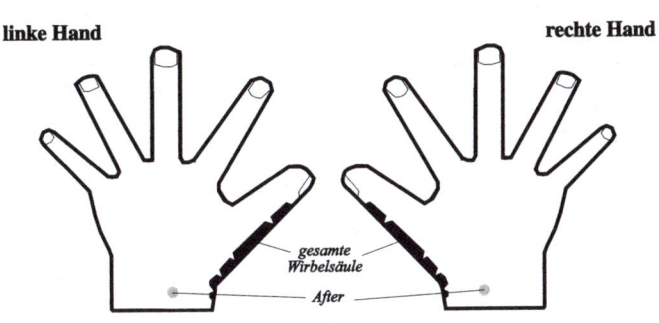

gesamte Wirbelsäule

After

Schwerpunkte	linke Hand		rechte Hand		Technik
	innen	*außen*	*außen*	*innen*	
bei Schmerzen gesamten Darm					ableitend
Dickdarm, After					aufbauend

83

3.5 Gallenwegserkrankungen

Definition:

Die Gallenflüssigkeit (*griech.* chole) bietet der Leber einen direkten Ausscheidungsweg für Schadstoffe. Außerdem spielt sie bei der Fettverdauung eine entscheidende Rolle. Die Gallengefäße der Leber vereinigen sich alle zu einem gemeinsamen Ausführungsgang, der in der Regel zusammen mit dem Bauchspeicheldrüsengang in den Zwölffingerdarm mündet. Die knopfförmige Mündungsstelle besitzt einen Schließmuskel, der eine gezielte Abgabe der Verdauungssäfte zum Speisebrei ermöglicht. Seitlich an den Gallengang ist die Gallenblase angeschlossen, die als Reservoir für die Gallenflüssigkeit dient.

Die häufigsten Erkrankungen im Bereich der Gallenwege sind
- Entzündungen der Gallenwege durch Krankheitserreger;
- Steinbildung mit Verlegung und Entzündung der Gallenwege;
- Funktionsstörungen der Gallenblase;
- Geschwülste der Gallenwege;
- mechanische Verlegung der Gallenwege von außen.

Beschwerdebild:

Entzündungen der Gallenwege führen zu
- Schmerzen im Oberbauch;
- Fieberreaktion, Zunahme der weißen Blutkörperchen.

Bei Verlegung der Gallenwege kommt es zur Behinderung des Galleabflusses mit
- Verkrampfung der Gallenwege (Koliken);
- Rückstau der Gallenfarbstoffe und Übertritt ins Blut;
- alternativer Ausscheidung der Gallenfarbstoffe über den Urin (Dunkelfärbung);
- Ablagerung der Gallenfarbstoffe im Gewebe (Ikterus).

Behandlungsrichtlinien:

Die Behandlung richtet sich nach der Ursache, und diese läßt sich meist durch einfache, wenig belastende Untersuchungen feststellen.

Bei leichteren Beschwerden hilft oft eine symptomatische Behandlung:
⇒ dosierter Fett- und Eiweißgehalt der Nahrung;
⇒ feuchte Leibwickel zur Entkrampfung;
⇒ Medikamente
pflanzlich: Schöllkraut, Pfefferminze, Gelbwurz, Wermut, Löwenzahn
chemisch: N-Butylscopalamin, Trospiumchlorid, Hymecromon.

Vorsicht!

Schwere Entzündungen der Gallenwege sind sehr ernsthafte Erkrankungen und gehören in ärztliche Behandlung. Rasche Entzündungshemmung und Antibiotikabehandlung sind neben der chirurgischen Sanierung oft unverzichtbare und lebensrettende Maßnahmen.

GALLENWEGSERKRANKUNGEN

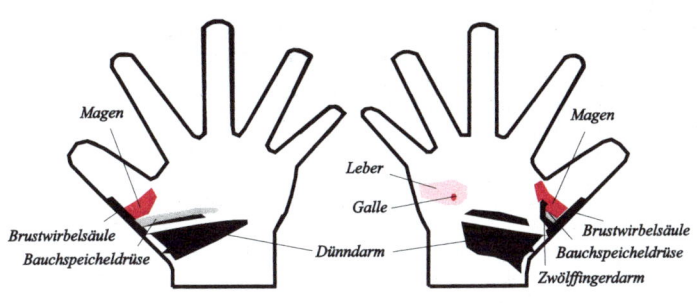

linke Hand   **rechte Hand**

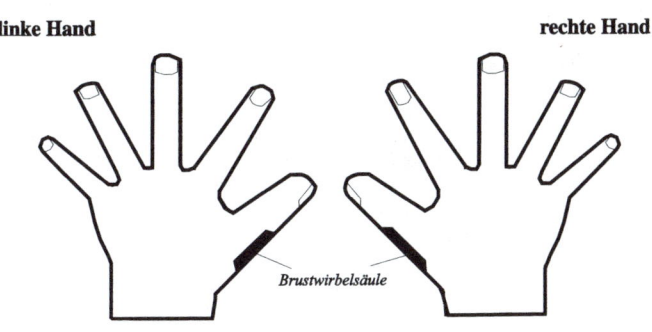

Schwerpunkte	linke Hand		rechte Hand		Technik
	innen	*außen*	*außen*	*innen*	
Galle, Leber, Magen					ableitend
——					aufbauend

3.6 Hämorrhoiden

Definition:

Hämorrhoiden (*griech.*) sind Erweiterungen des Venengeflechtes der Afterschleimhaut durch einen erhöhten Druck in den Gefäßen. Ursächlich sind eine erhöhte Blutzufuhr über die Arterien, ein erschwerter Abfluß aus den Venen und ein verminderter Widerstand des gefäßumgebenden Gewebes, ähnlich wie bei der Krampfadererkrankung der Beine.

Die Ursachen dieser „Zivilisationskrankheit" liegen neben einer sicher vorhandenen, erblichen Veranlagung in vermeidbaren Verhaltensfehlern. Folgende Dinge begünstigen die Entstehung von Hämorrhoiden:

- überwiegende sitzende Tätigkeit;
- Bewegungsmangel;
- ballaststoffarme Kost;
- chronische Verstopfung.

Hierdurch wird einerseits mechanisch der Abfluß des Blutes aus den Aftervenen erschwert, andererseits steigt bei einer Darmentleerung mit starkem Pressen der Gefäßdruck sehr stark an. Die Darmwand ist außerdem sehr stark überdehnt und bietet den Gefäßen kaum Halt und Widerstand.

Beschwerdebild:

Erste Anzeichen für die Entstehung von Hämorrhoiden sind

- Juckreiz und Entzündung am After;
- Brennen bei der Stuhlentleerung;
- Absonderung von feuchtem Sekret aus dem After.

Bei fortgeschrittenem Krankheitsbild findet man dann

- unangenehmen Stuhldrang und schmerzhafte Stuhlentleerung;
- Blutauflagerungen beim Stuhlgang;
- Beeinträchtigung der Schließfunktion des Afters.

Behandlungsrichtlinien:

Medikamente und andere Therapiemaßnahmen ersetzen nicht die Notwendigkeit zu einer Veränderung der Lebensführung. Vernünftige Ernährung, ausreichende Bewegung und die Vermeidung von längeren Sitzphasen können die Ursachen der Krankheit beseitigen und eine weitere Therapie, die ohnehin oft nur die Symptome dämpft, überflüssig machen.

Verschiedene pflanzliche und chemische entzündungshemmende Wirkstoffe können als Salben oder Zäpfchen angewendet werden. Bei schweren Formen bleibt oft nur eine chirurgische Sanierung.

> **Vorsicht!**
> Blut- und Schleimabgänge aus dem After sollten immer ärztlich abgeklärt werden, da hier auch eine Geschwulsterkrankung als Ursache vorliegen kann. Erst nach deren Ausschluß darf man sich mit der Diagnose „Hämorrhoiden" zufriedengeben.

HÄMORRHOIDEN

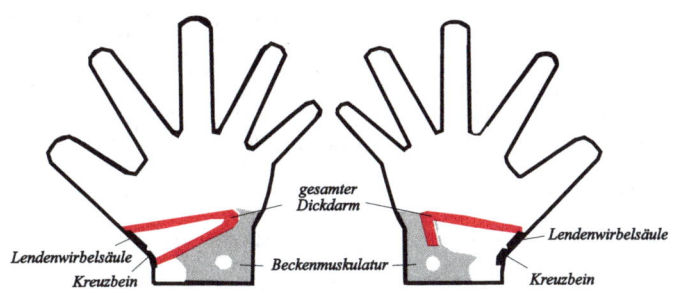

gesamter Dickdarm
Lendenwirbelsäule
Kreuzbein
Beckenmuskulatur
Lendenwirbelsäule
Kreuzbein

linke Hand   **rechte Hand**

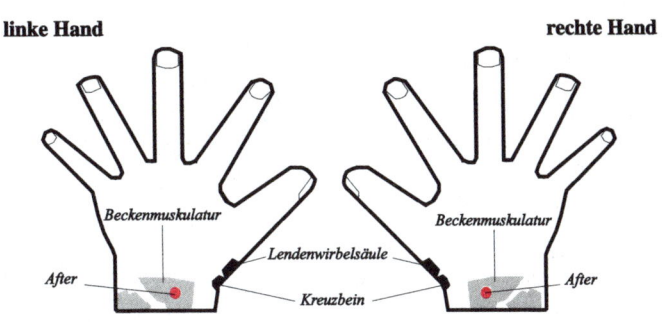

Beckenmuskulatur
After
Beckenmuskulatur
Lendenwirbelsäule
After
Kreuzbein

Schwerpunkte	linke Hand		rechte Hand		Technik
	innen	*außen*	*außen*	*innen*	
Dickdarm, After					ableitend
———					aufbauend

3.7 Leberleiden

Definition:

Die Leber (*griech.* hepar) ist das zentrale Stoffwechselorgan im Körper. Alle ableitenden Blutgefäße aus dem Magen-Darm-Bereich sammeln sich im Pfortaderkreislauf und münden in die Leber, wo das mit Nähr- und Schadstoffen beladene Blut zum ersten Mal gefiltert wird. Aus der Leber fließt es über die Hohlvene zurück in den Körperkreislauf. In der Leber werden die Nährstoffe aufbereitet, gespeichert und bei Bedarf wieder in das Blut abgegeben. Schadstoffe können von der Leber direkt über die Gallenflüssigkeit ausgeschieden werden oder durch chemische Veränderung so aufbereitet werden, daß eine Ausscheidung über die Nieren erfolgen kann.

Schmerzen der Leber entstehen nur durch Dehnung ihrer Kapsel, wie z.B. bei einer entzündlichen Schwellung. Ursache entzündlicher Schwellungen können Infektionen mit Krankheitserregern, besonders Viren, oder Belastungen mit schädigenden Stoffen, wie z.B. Alkohol, Gifte, Medikamente, und Überernährung sein. Schwere Entzündungen führen zu einer Vernarbung der Leber mit Verlust der Entgiftungsfunktion (Leberzirrhose).

Häufig sind auch Abflußbehinderungen der Gallenflüssigkeit durch Steinbildung in den Gallenwegen. Der Stau der Gallenflüssigkeit führt zu einem Übertritt des Gallenfarbstoffes ins Blut und zu einer Gelbfärbung des Körpers, dem sogenannten Ikterus.

Beschwerdebild:

- Druckgefühl und Schmerzen im rechten Oberbauch;
- Koliken bei Abgang von Gallensteinen in die Gallenwege;
- Abgeschlagenheit, Müdigkeit, eingeschränkte Leistungsfähigkeit;
- Gelbfärbung der Haut, besonders des Augenweiß (Sklerenikterus);
- Dunkelfärbung des Urins.

Behandlungsrichtlinien:

Vor einer Behandlung muß eine exakte Diagnose gestellt werden. Dies ist oft mit einfachen Mitteln, wie z.B. Tasten der Leber, Ultraschalluntersuchung und Blutuntersuchungen, möglich. Die Behandlung richtet sich dann nach dem jeweiligen Krankheitsbild. Allgemeine Richtlinien sind

⇒ Vermeidung einer unnötigen Belastung durch Gifte, Nahrungsmittel und Genußstoffe;

⇒ körperliche Schonung.

Eine spezielle Leberdiät gibt es nicht!

Vorsicht!
Lebererkrankungen während oder nach Fernreisen sind immer sofort abzuklären.
Lebererkrankungen durch Krankheitserreger können oft nur im Anfangsstadium erfolgreich beeinflußt werden.
Leberverfettung ist kein Kavaliersdelikt, auch Überernährung, übermäßiger Alkoholkonsum und dauerhafte Belastung mit Giftstoffen können über eine chronische Entzündung zur gefährlichen Leberzirrhose führen.

LEBERLEIDEN

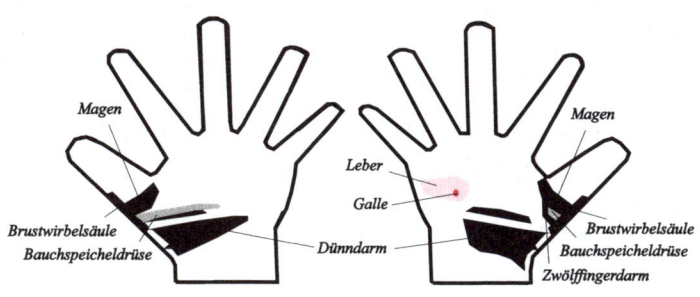

Magen

Leber
Galle

Magen

Brustwirbelsäule
Bauchspeicheldrüse

Dünndarm

Brustwirbelsäule
Bauchspeicheldrüse
Zwölffingerdarm

linke Hand　　　　　　　　　　　　　　　　**rechte Hand**

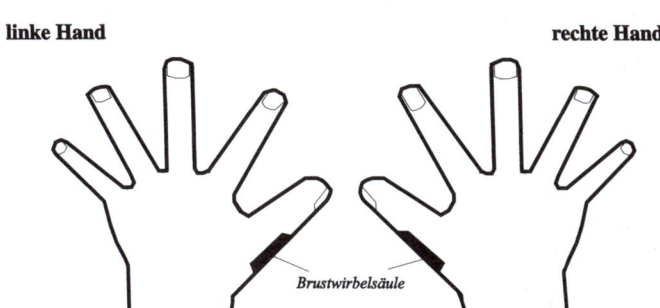

Brustwirbelsäule

Schwerpunkte	linke Hand		rechte Hand		Technik
	innen	*außen*	*außen*	*innen*	
Galle, Leber					ableitend
———					aufbauend

3.8 Magenschmerzen

Definition:

Der Magen (*griech.* gaster) schließt unterhalb des Zwerchfells an die Speiseröhre an. Der Speisebrei wird im Magen mit Säure vermengt. Hierdurch werden nicht nur Nahrungsbestandteile aufbereitet, sondern auch die meisten Krankheitserreger abgetötet. Die Magenwand selbst ist durch eine dichte Schleimschicht gegen Säureeinwirkung geschützt. Ist die Schleimschicht im Aufbau gestört oder die Säureproduktion sehr hoch, kommt es zur schmerzhaften Reizung der Magenwand. Aber auch mechanische Überdehnungen des Magens können krampfartige Schmerzen im Oberbauch auslösen. Ist die Magenwand durch ständige Reizung entzündet, spricht man von einer Gastritis. Bei Zunahme der Entzündung bricht die Schleimhaut auf, und es entstehen kraterförmige, tiefe Wunden, sogenannte Magengeschwüre. Begünstigende Faktoren für entzündliche Erkrankungen der Magenwand sind

- hastig verzehrtes, fett- und eiweißreiches Essen;
- Streß;
- übermäßiger Nikotin- und Alkoholgenuß.

Beschwerdebild:

- Brennende, stechende oder krampfartige Schmerzen im mittleren Oberbauch;
- Nüchternschmerz;
- Völlegefühl, Sodbrennen nach Essen;
- Schwarzfärbung des Stuhlgangs.

Behandlungsrichtlinien:

Eine Verbesserung des Eßverhaltens bringt oft schon wesentliche Besserung. Vor einer Medikamentenbehandlung muß außerdem beachtet werden:
⇒ Alkohol- und Nikotinkonsum einschränken;
⇒ fette und eiweißreiche Mahlzeiten vermeiden;
⇒ viele kleine Mahlzeiten;
⇒ ausreichend Entspannung und Bewegung;
⇒ Medikamente
   pflanzlich: Amara, Chinarinde, Enzian, Pfefferminze, Kümmel, Melisse, Wermut
   chemisch: Säurepuffer (Antacida, meist Magnesiumsalze)
   Säurehemmer (z.B. Ranitidin, Cimetidin, Omeprazol)
   tonisierende Mittel (z.B. Metoclopramid, Cisaprid).

Vorsicht!
Magenschmerzen, die unter einer vernünftigen Therapie nach 2 Wochen nicht völlig abgeklungen sind, gehören ärztlich untersucht. Eine Magenspiegelung ist zwar eine unangenehme Untersuchung, erspart jedoch oft viel unangenehmere Notfallbehandlungen.
Schwarze Stuhlgänge sind Zeichen einer Blutung im Magen oder Zwölffingerdarm und müssen sofort abgeklärt werden. Magenkrebs ist eine der häufigsten Geschwulsterkrankungen und wird leider oft erst spät erkannt.

MAGENSCHMERZEN

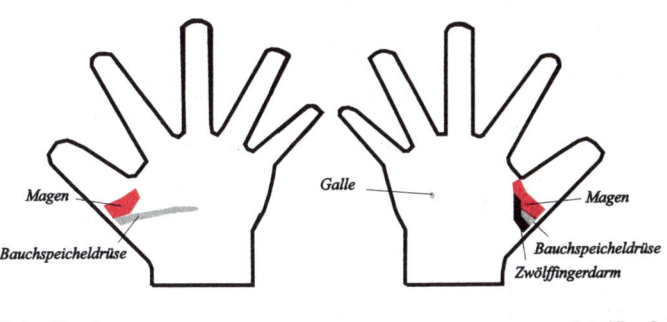

Magen · Galle · Bauchspeicheldrüse · Magen · Bauchspeicheldrüse · Zwölffingerdarm

linke Hand   **rechte Hand**

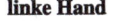

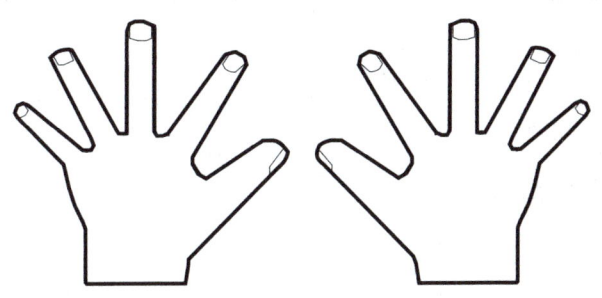

Schwerpunkte	linke Hand		rechte Hand		Technik
	innen	*außen*	*außen*	*innen*	
Magen					ableitend
———					aufbauend

91

3.9 Milzerkrankungen

Definition:

Die Milz (*griech.* splen) gehört zu den lymphatischen Organen und spielt eine große Rolle bei der Blutbildung, Blutreinigung und Infektabwehr.
Neben der Leber und dem Knochenmark werden in der Milz Blutzellen gebildet. Die Milz dient auf der anderen Seite als Filter, der gealterte und funktionsuntüchtige Blutzellen aus dem Blut entfernt, zerlegt und brauchbare Bestandteile bei der Neubildung von Blutzellen wiederverwendet.
Die Milz ist ein wichtiges Organ des Abwehrsystems. Weiße Blutkörperchen, die beispielsweise Kontakt mit Krankheitserregern hatten, wandern in die Milz und bilden von dort die passenden Abwehrstoffe, um die Krankheitserreger abzutöten oder Fremdstoffe zu neutralisieren. Da diese Abwehrstoffe in der Regel gezielt gegen nur einen Erreger oder Fremdstoff wirken, werden die spezifischen Abwehrzellen gespeichert und bei Bedarf reaktiviert. Diese Fähigkeit eines sogenannten Immungedächtnisses nutzt man z.B. bei Impfungen.

Beschwerdebild:

Hauptsymptom für Erkrankungen der Milz ist eine Schwellung des Organs. Die häufigsten Ursachen sind

- Aktivierung und Neubildung von Abwehrzellen bei Infekten, besonders Viruserkrankungen;
- vermehrter Anfall von verbrauchten Abwehrzellen im Rahmen von Infekten;
- gestörte Neubildung von Blutzellen, z.B. Leukämie;
- vermehrter Abbau von Blutzellen bei erhöhter Bildung, erhöhtem Verbrauch und verkürzter Lebensdauer der Blutzellen.

Behandlungsrichtlinien:

Milzschwellungen im Rahmen von Infekten sind meist harmlos und klingen rasch ab. Besonders stark ausgeprägt findet man sie bei folgenden, häufigen Krankheiten:
⇒ Mumps,
⇒ Pfeiffersches Drüsenfieber (Mononukleose),
⇒ Masern.
Da die schwammförmige, sehr weiche Milz nur von ihrer dünnen Kapsel zusammengehalten wird, ist sie in geschwollenem Zustand äußerst verletzungsgefährdet. Ihre starke Blutungsneigung ist auch bei stumpfen Bauchverletzungen gefürchtet.
Spezifische Therapien gegen Milzschwellungen gibt es nicht. Eine Therapiebedürftigkeit ergibt sich lediglich aus der jeweiligen Diagnose und zielt immer auf die Grunderkrankung, wie z.B. eine Leukämie. Bei starker Schwellung mit Gefahr des Reißens der Milzkapsel ist körperliche Ruhe und Schonung notwendig.

Vorsicht!
Länger bestehende Milzschwellungen ohne erkennbare Ursache müssen immer ärztlich abgeklärt werden.

MILZERKRANKUNGEN

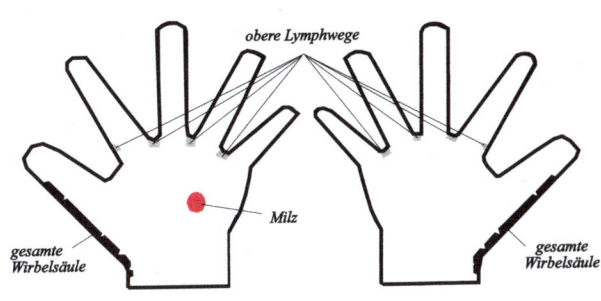

obere Lymphwege

Milz

gesamte
Wirbelsäule

gesamte
Wirbelsäule

linke Hand **rechte Hand**

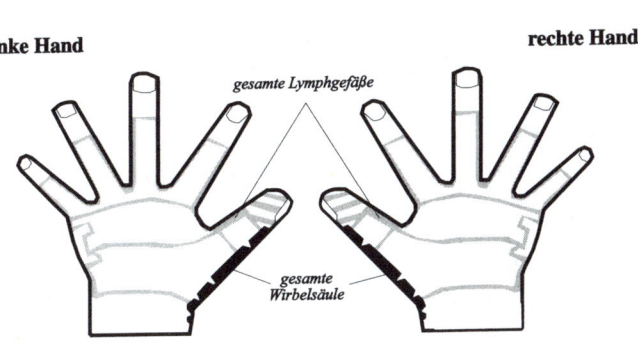

gesamte Lymphgefäße

gesamte
Wirbelsäule

Schwerpunkte	linke Hand		rechte Hand		Technik
	innen	außen	außen	innen	
Milz					ableitend
———					aufbauend

3.10 Sodbrennen

Definition:

Sodbrennen ist ein durch Magensäure ausgelöster Reiz in der unteren Speiseröhre.
Ursachen sind
- gestörter Verdauungsablauf;
- erhöhte Magensäurebildung;
- gestörte Schließfunktion des Mageneingangs, z.B. bei Zwerchfellbruch.

Die Speiseröhre durchzieht den Brustraum und mündet kurz nach ihrem Durchtritt durch das Zwerchfell im Magen. Durch die seitliche Einmündung neben der Magenkuppel und durch einen Muskelring wird der Mageneingang normalerweise sehr wirksam abgedichtet, so daß keine Magensäure zurück in die Speiseröhre fließen kann. Diese besitzt im Gegensatz zum Magen keine schützende Schleimschicht und reagiert bei Säurekontakt mit brennenden Schmerzen und Verkrampfung. Längere Säureeinwirkungen verätzen die Speiseröhrenwand, und die narbige Abheilung kann zu einer Einengung führen.

Bei einem Zwerchfellbruch rutscht der Mageneingang häufig durch die erweiterte Zwerchfellöffnung, und die Schließfunktion ist nicht mehr gewährleistet.

Einem gestörten Verdauungsablauf liegt meist ein falsches Eßverhalten zugrunde. Die Freisetzung der Magensäure ist bei hastigem, wenig gekautem Essen erhöht und hält häufig noch an, wenn die Speise den Magen schon wieder verlassen hat. Die Übersäuerung des Magens führt dann zu einer Verkrampfung mit Säureaustritt in die untere Speiseröhre.

Beschwerdebild:

- Brennende Schmerzen im Oberbauch und hinter dem Brustbein;
- häufig nach hastig verzehrten, großen Mahlzeiten;
- oft im Liegen direkt nach dem Essen.

Behandlungsrichtlinien:

Oberstes Gebot ist die Normalisierung der Eßgewohnheiten:
⇒ viele kleinere Mahlzeiten;
⇒ langsames Essen;
⇒ gutes Kauen der Nahrung und Versetzen mit Speichel;
⇒ ausgewogener Fett- und Eiweißgehalt der Nahrung;
⇒ Liegen direkt nach dem Essen vermeiden.

Bei akuten Beschwerden können je nach Intensität der Beschwerden folgende Medikamente eingesetzt werden:
⇒ pflanzlich: Süßholz (Lakritze), Carminativa, Amara (Bitterstoffe)
⇒ chemisch: Säurepuffer (Aluminiumhydroxyd-Präparate)
Säureblocker (z.B. sogenannte H2-Blocker)
magenwandtonisierende Mittel (Metoclopramid, Cisaprid).

Vorsicht!
Vor jeder Medikamentenbehandlung steht eine Normalisierung der Eßgewohnheiten.
Neu aufgetretene oder dauerhafte Beschwerden müssen ärztlich abgeklärt werden.

SODBRENNEN

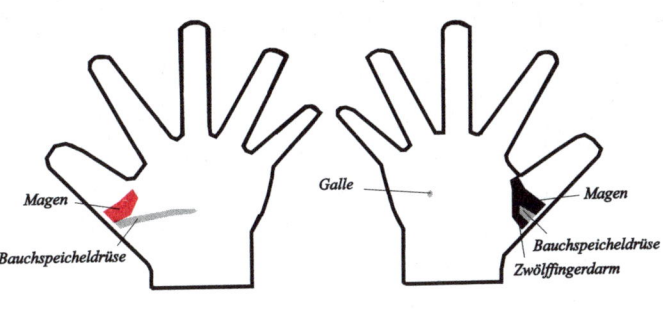

Magen

Galle

Magen

Bauchspeicheldrüse

Bauchspeicheldrüse

Zwölffingerdarm

linke Hand

rechte Hand

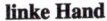

Schwerpunkte	linke Hand		rechte Hand		Technik
	innen	*außen*	*außen*	*innen*	
Magen linke Hand					ableitend
——					aufbauend

3.11 Verstopfung

Definition:

Verstopfung (*lat.* Obstipation) bezeichnet eine Funktionsstörung des Darmes mit einem verzögerten Transport des Nahrungsbreis. Durch die lange Verweildauer im Dickdarm kommt es zu einem starken Wasserentzug mit einer übermäßigen Verfestigung als Folge. Der weitere Transport im Enddarm und die Kotentleerung sind oft so erschwert, daß diese ohne unterstützende Maßnahmen nicht mehr stattfinden können.
Die Ursachen dieser „Volkskrankheit" liegen im wesentlichen in Ernährungs- und Verhaltensfehlern:

- zu geringer Ballaststoffgehalt der Nahrung;
- zu geringe Trinkmenge;
- Bewegungsmangel;
- regelmäßiger Gebrauch von Abführmitteln, auch pflanzlichen.

Beschwerdebild:

Die Folge von Verstopfung sind oft
- Druckgefühl im Bauch;
- Blähneigung;
- Darmentleerungsbeschwerden;
- Hämorrhoidenbildung;
- Krampf oder Einriß des Darmschließmuskels.

Die Expertenmeinung geht heute bereits so weit, daß man Ernährungsfehler und die damit verbundene Verstopfung als eine mögliche Ursache für die Entstehung von Darmgeschwulsten ansieht.

Behandlungsrichtlinien:

Oberstes Gebot ist eine „vernünftige" Ernährung. Die Meinungen hierüber gehen jedoch weit auseinander. Grundsätzlich richtig sind folgende Aussagen:
⇒ die Nahrung soll ballaststoffreich sein (Vollkorn, rohe Pflanzenfasern, Quellstoffe);
⇒ die tägliche Trinkmenge muß dem Bedarf angepaßt werden;
⇒ Genußmittel wie Nikotin, Koffein, Tabak, Alkohol und Zucker sollten auf ein Mindestmaß beschränkt werden;
⇒ im Tagesablauf ist für ausreichende Bewegung zu sorgen;
⇒ Abführmittel sollen gar nicht, und wenn überhaupt, dann nur sporadisch benutzt werden.

> **Vorsicht!**
> Häufiger Gebrauch von Abführmitteln, auch pflanzlichen, schädigt die Darmwand und erhöht das Krebsrisiko beträchtlich!
> Diäten sind keine „vernünftige" Ernährungsform, da sie alle auf Dauer einseitige Mangelernährungen darstellen.
> Stuhlunregelmäßigkeiten und Blutabgänge können Hinweise auf eine ernste Darmerkrankung sein und müssen immer abgeklärt werden.
> Nutzen Sie die angebotenen Vorsorgeuntersuchungen, sie erhöhen Ihre persönliche Sicherheit deutlich.

VERSTOPFUNG

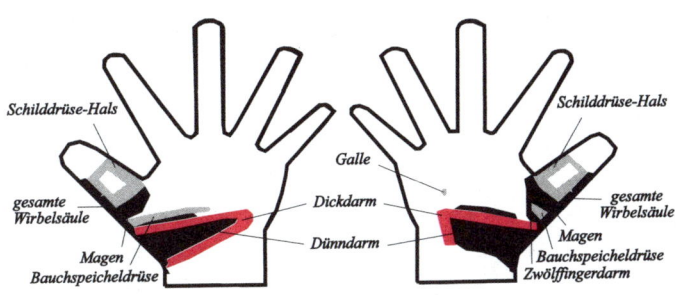

linke Hand **rechte Hand**

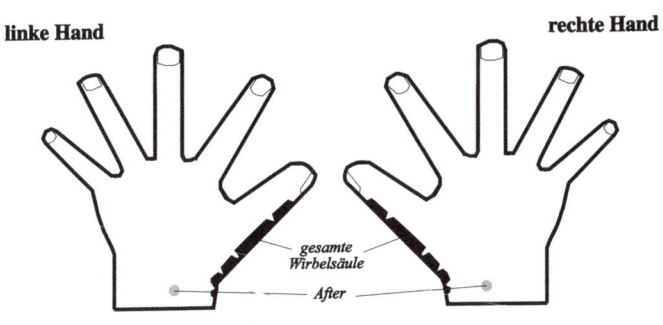

Schwerpunkte	linke Hand		rechte Hand		Technik
	innen	*außen*	*außen*	*innen*	
Dickdarm	🖐	🖐	🖐	🖐	ableitend
———	🖐	🖐	🖐	🖐	aufbauend

97

4. Harn- und Geschlechtsorgane

4.1 Blasenleiden

Definition:

In die Harnblase (*griech.* kystis = Blase) münden die beiden Harnleiter, über die der Urin aus den Nieren abfließt. Die Harnblase ist ein sehr dehnfähiger Muskelsack, der auf der Innenseite durch eine dicke Schleimhautschicht gegen die Einwirkung des sehr aggressiven Harns geschützt wird. Die Entleerung der Harnblase erfolgt über die Harnröhre. Bei Frauen ist diese nur wenige Zentimeter lang und mündet in die vordere Scheide. Bei Männern dagegen zieht die Harnröhre durch die Vorsteherdrüse (Prostata), wo die Samenleiter einmünden, und den gesamten Penis. Die Entleerung der Blase ist ein komplizierter Vorgang, bei dem folgende Kriterien eine Rolle spielen:

- Füllungsdruck der Blase;
- aktive Kontraktion der Blasenwand;
- Entknickung des Harnröhrenabgangs durch Anheben des Beckenbodens;
- Erschlaffung eines schlingenförmigen Schließmuskels am Blasenausgang.

Häufige Erkrankungen der Blase sind bei Frauen Infektionen mit Krankheitserregern und eine gestörte Abdichtung (Inkontinenz) durch Senkung der Geschlechtsorgane. Bei Männern findet man dagegen häufiger eine Abflußbehinderung durch Schwellung der Prostata.

Beschwerdebild:

Häufige Symptome von Blasenleiden sind
- Schmerzen im mittleren Unterbauch;
- Brennen während oder nach der Blasenentleerung;
- ziehende Schmerzen mit Ausstrahlung in die Flanken;
- Harndrang;
- spontaner Urinabgang oder Nachtröpfeln, besonders beim Husten, Pressen, Sitzen, Laufen.

Behandlungsrichtlinien:

Die Behandlung ist ursachenabhängig. Untersuchungen des Urins geben Aufschluß über Infektionen und Entzündungen. Folgende Maßnahmen sind bei Entzündungen und Infektionen grundsätzlich richtig:
⇒ Trinkmenge erhöhen, ca. 2–3 Liter pro Tag;
⇒ bei Schmerzen feucht-kalte Umschläge;
⇒ entzündungshemmende, krampflösende Medikamente
  chemisch: Acetylsalicylsäure, Diclofenac, N-Butylscopolamin
  pflanzlich: Bärentraube, Birkenblätter, Echinacea, Serenoa
⇒ bei Nachweis von Krankheitserregern eventuell Antibiotika
  z.B. Trimetoprim/Sulfamethoxazol, Gyrasehemmer

Vorsicht!
Blutnachweis im Urin kann Hinweis auf eine Blasengeschwulst sein und sollte bei häufigem oder länger anhaltendem Auftreten geklärt werden.

BLASENLEIDEN

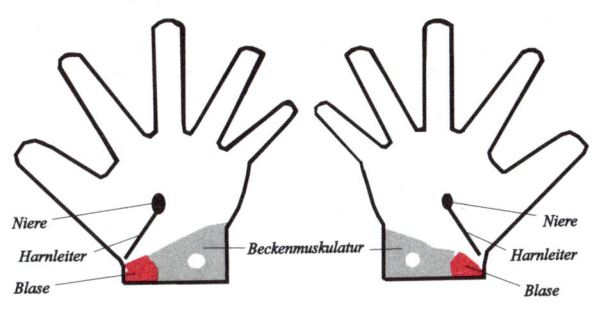

Niere
Harnleiter — Beckenmuskulatur
Blase

Niere
Harnleiter
Blase

linke Hand   **rechte Hand**

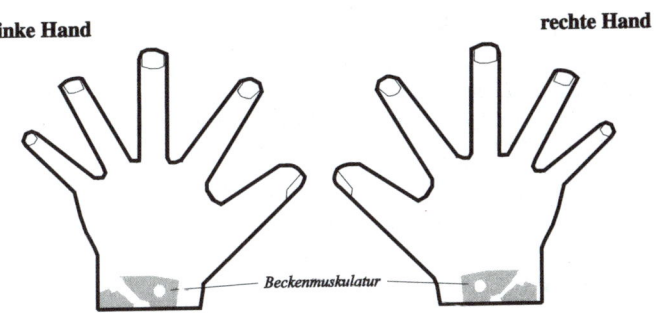

Beckenmuskulatur

| Schwerpunkte | linke Hand | | rechte Hand | | Technik |
	innen	außen	außen	innen	
Blase					ableitend
———					aufbauend

4.2 Brustdrüsenbeschwerden

Definition:

Frauen und Männer besitzen gleichermaßen zwei Brustdrüsen (*lat.* mamma, *griech.* mastos), deren Ausführungsgänge in den Brustwarzen (Mamillen) münden. Die Brustdrüsen der Frau sind durch den Einfluß der weiblichen Geschlechtshormone wesentlich stärker ausgeprägt und bestimmen das geschlechtstypische Erscheinungsbild. Das Wachstum der Brustdrüsen beginnt mit der Pubertät im Rahmen der Hormonumstellung und Erlangung der Geschlechtsreife. Die Beeinflußbarkeit durch Hormone bleibt aber über das gesamte Leben erhalten. Am Ende von Schwangerschaften beginnt die Brustdrüse wiederum unter Hormoneinfluß mit der Produktion und Absonderung der Muttermilch zur Ernährung des Neugeborenen.

Beschwerden der Brustdrüsen können auftreten bei

- Hormonstörungen, Hormonumstellungen, Hormonbehandlungen;
- Infektionen mit Krankheitserregern;
- narbiger Veränderung im Alter;
- Geschwülsten.

Beschwerdebild:

Zeichen einer Entzündung (Mastitis) sind

- Schmerz, Schwellung, Rötung, Überwärmung.

Die sogenannte Mastodynie ist oft hormonell bedingt und verursacht

- zyklusabhängige, ziehende Schmerzen, Druckgefühl.

Die Mamille gehört zu den erogenen Zonen und reagiert auf entsprechende Reize mit einer Versteifung (Erektion). Bei übermäßiger Reizung kann dies unangenehme Schmerzen verursachen.

Hinweise auf ernste Erkrankungen der Brustdrüse sind

- Sekretabsonderungen aus der Brustwarze, besonders blutiges Sekret;
- zunehmende Verhärtungen der Brustdrüse;
- vergrößerte Lymphknoten in der Achselhöhle.

Behandlungsrichtlinien:

Störungen außerhalb der Brustdrüse selbst, wie z.B. Hormonstörungen, müssen auch im entsprechenden Bereich behandelt werden. Viele dieser Störungen treten jedoch nur übergangsweise oder kurzzeitig auf, so daß sich die Behandlung auf die Symptome beschränkt. Entzündungen und Infektionen sollten wirkungsvoll und rasch behandelt werden:

⇒ Entzündungshemmung durch Kühlen oder Medikamente
z.B. Diclofenac, Naproxen, Heparinsalben;

⇒ Antibiotika;

⇒ bei Bildung von Eiterhöhlen chirurgische Eröffnung und Ableitung.

Vorsicht!
Brustdrüsengeschwülste kommen häufig vor und haben ein hohes Risiko, bösartig zu werden. Regelmäßige Vorsorgeuntersuchungen erhöhen Ihre Sicherheit.

BRUSTDRÜSENBESCHWERDEN

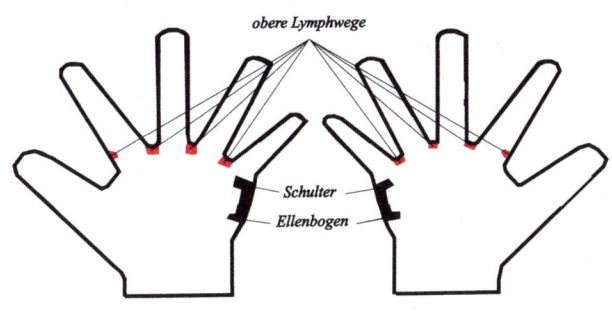

linke Hand   rechte Hand

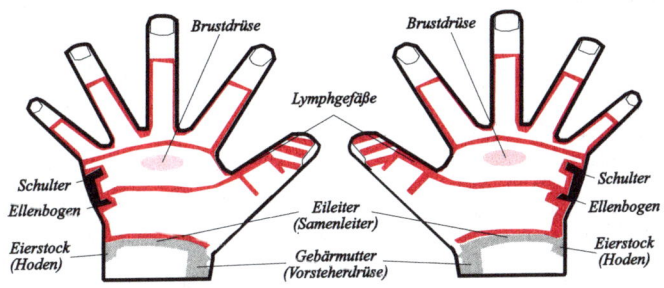

Schwerpunkte	linke Hand		rechte Hand		Technik
	innen	außen	außen	innen	
Brustdrüse, gesamte Lymphgefäße					ableitend
———					aufbauend

103

4.3 Eierstock- und Eileitererkrankungen

Definition:

In den Ovarien (*lat.* ovum = Ei) befinden sich die weiblichen Keimzellen. Unter dem zyklischen Einfluß der Geschlechtshormone reifen in den Eierstöcken einzelne Eizellen bis zur Befruchtungsfähigkeit heran. In der Zyklusmitte wird in der Regel ein Ei aus einem reifen Follikel (Eisäckchen) in die Bauchhöhle ausgestoßen und gelangt über die Eileiter in die Gebärmutterhöhle. Die Befruchtung durch eine Samenzelle findet noch im Eileiter statt. Das befruchtete Ei kann sich dann in der Schleimhaut der Gebärmutter einnisten und wird während der weiteren Entwicklung von dort ernährt.
Häufige Erkrankungen der Eierstöcke und Eileiter sind
- hormonbedingte Veränderungen, z.B. gestörte Follikelreifung;
- Entzündungen und Blutungen im Rahmen des Eisprungs;
- Infektionen durch Krankheitserreger;
- Einnistung des befruchteten Eies außerhalb der Gebärmutterhöhle;
- Bildung von flüssigkeitsgefüllten Hohlräumen (Zysten);
- Geschwulsterkrankungen.

Beschwerdebild:

Entzündungen an den Eierstöcken verursachen
- Schmerzen im Unterbauch;
- häufig Fieber.

Geschwülste oder Zysten führen zu
- Druckgefühl;
- Zunahme des Bauchumfangs.

Behandlungsrichtlinien:

Entzündungen sollten rasch gedämpft werden, um eine Ausbreitung im Beckenraum zu verhindern. Sinnvolle Maßnahmen sind
⇒ kühlende Umschläge;
⇒ entzündungshemmende Medikamente (Diclofenac, Naproxen, Ibuprofen);
⇒ gegebenenfalls Antibiotika.
Bei zyklusabhängigen Beschwerden sollten Hormonstörungen ausgeschlossen werden. Bei kurzzeitigen und leichten Symptomen ist oft keine Behandlung erforderlich.
Entzündungen und Vernarbungen der Eileiter können ein Hindernis für Eizellen darstellen und sind häufig Ursache eines unerfüllten Kinderwunsches.
Die Eierstöcke selbst produzieren auch Geschlechtshormone, die in der Frühphase der Schwangerschaft, aber auch beim normalen Zyklus einer Frau eine große Rolle spielen.

Vorsicht!
Schmerzen und Entzündungszeichen im Unterbauch können von allen dort befindlichen Organen ausgelöst werden. Nur eine exakte Untersuchung kann die wirkliche Ursache abklären. Besonders bei rechtsseitigen Unterbauchschmerzen muß immer an eine Blinddarmentzündung gedacht werden.

EIERSTOCK- UND EILEITERERKRANKUNGEN

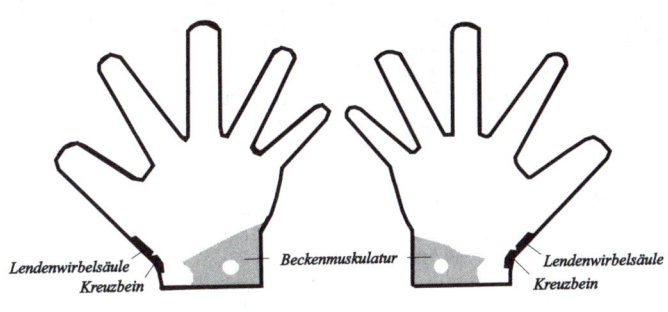

Lendenwirbelsäule
Kreuzbein
Beckenmuskulatur
Lendenwirbelsäule
Kreuzbein

linke Hand   **rechte Hand**

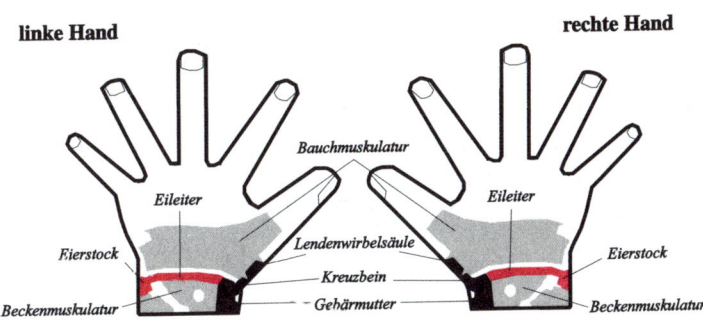

Bauchmuskulatur
Eileiter
Eileiter
Eierstock
Eierstock
Lendenwirbelsäule
Kreuzbein
Beckenmuskulatur
Gebärmutter
Beckenmuskulatur

Schwerpunkte	linke Hand		rechte Hand		Technik
	innen	*außen*	*außen*	*innen*	
Eierstock, Eileiter					ableitend
———					aufbauend

105

4.4 Gebärmuttererkrankungen

Definition:

Die Gebärmutter (*griech.* uterus = Fruchthalter) besitzt eine Muskelwand mit einem inneren Schleimhautüberzug. Diese Schleimhaut verändert ihre Beschaffenheit unter dem zyklischen Einfluß der Hormone. Ein Teil der weiblichen Geschlechtshormone, die Östrogene, bewirken eine Zunahme und Verdickung der Schleimhautschicht. Am Ende des Zyklus wird die Schleimhaut als Periodenblutung über den Muttermund in die Scheide abgestoßen. Häufige Erkrankungen der Gebärmutter sind

● Probleme der Schleimhautbildung;
● Entzündungen und Infektionen;
● vorzeitige oder unvollständige Abstoßung der Schleimhaut;
● meist gutartige Geschwülste in der Muskelwand (Myome).

Beschwerdebild:

Infektionen und Entzündungen der Gebärmutter verursachen
■ Schmerzen im mittleren Unterbauch.
Häufiger sind jedoch die hormonbedingten Störungen wie z.B.
■ vorzeitige Abbruchblutungen;
■ verstärkte Blutungen;
■ Zwischenblutungen.

Behandlungsrichtlinien:

Zyklusbeschwerden können behandelt werden mit
⇒ natürlichen und synthetischen Hormonen.
Bei Entzündungen oder Infektionen werden eingesetzt:
⇒ entzündungshemmende Medikamente;
⇒ Antibiotika.
Vergrößerungen der Gebärmutter mit Muskelgeschwülsten werden
⇒ operativ saniert.

Vorsicht!
Mit zunehmendem Alter steigt das Risiko für Geschwulsterkrankungen der Gebärmutter, die besonders häufig im Bereich des Muttermundes vorkommen.

GEBÄRMUTTERERKRANKUNGEN

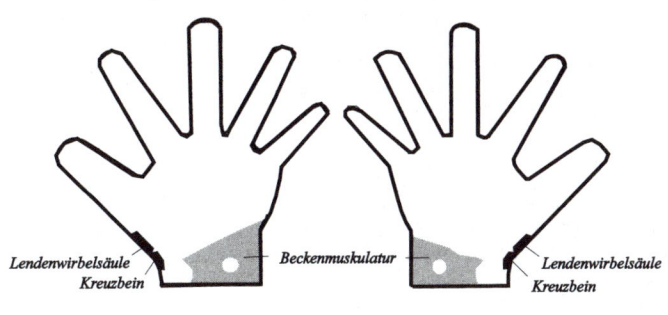

linke Hand   **rechte Hand**

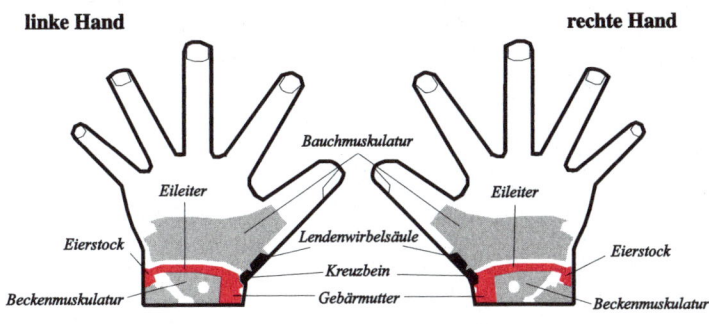

Schwerpunkte	linke Hand		rechte Hand		Technik
	innen	*außen*	*außen*	*innen*	
Eierstock, Eileiter, Gebärmutter					ableitend
————					aufbauend

4.5 Männliche Impotenz

Definition:

Die Impotenz (*lat.* Unvermögen) muß deutlich von der Unfruchtbarkeit (Infertilität) abgegrenzt werden. Unter Unfruchtbarkeit versteht man die Unmöglichkeit bzw. verminderte Wahrscheinlichkeit der Zeugung von Nachkommen. Ursache ist häufig eine Störung im Bereich der Samenzellenbildung. Impotenz dagegen ist eine Störung des Liebesaktes. Die Ursachen können auf verschiedenen Ebenen zu finden sein:

- organische Störungen, in der Regel Probleme bei der Versteifung des Gliedes (Erektion);
- Störungen der Triebebene, fehlende Liebeslust (Libido);
- Störungen auf der psycho-sozialen Ebene, z.b. Partnerkonflikte, Persönlichkeitsstörungen, sozialer Streß.

Beschwerdebild:

Sexualität ist immer noch ein Tabuthema in unserer Gesellschaft. Der natürliche Trieb zur Fortpflanzung und Arterhaltung ist in unserem Wesen fest verankert. Der Fortpflanzungs- und Sexualtrieb ist eng verknüpft mit Rangordnungsdenken und Machtverhalten. Störungen auf dieser Ebene werden insbesondere von Männern häufig verdrängt, da sie mit einem Verlust an persönlicher Macht und gesellschaftlichem Prestige in Verbindung gebracht werden. Aus dieser Konfliktsituation resultieren

- Versagensängste,
- Minderwertigkeitsgefühl,
- Vermeidungsverhalten,
- Aggression.

Behandlungsrichtlinien:

Echte organische Störungen lassen sich nur sehr schwer von den wahrscheinlich sehr viel häufigeren Störungen der Triebebene oder psycho-sozialen Ebene abgrenzen. Die Symptome sind oft gleich, und die einzelnen Bereiche greifen ineinander. Der Rahmen, in dem Sexualität stattfinden soll, ist häufig entscheidend, und folgende Punkte sollten Berücksichtigung finden:
⇒ Probleme mit der eigenen Persönlichkeit (wie sehe ich mich selbst?);
⇒ Probleme im Umgang mit anderen (wie sehen mich die anderen?);
⇒ Partnerschaftskonflikte (Rollenverteilung);
⇒ andere Faktoren (Beruf, soziales Umfeld, Krankheit, etc.).
Der Umgang mit diesen sensiblen Bereichen erfordert eine möglichst neutrale Haltung, die der Betroffene selbst, sein Partner oder seine nähere Umgebung nicht einnehmen können. Hierfür gibt es Spezialisten und entsprechende Behandlungsangebote, z.B. Partnertherapie, psychologische Beratung oder gruppendynamisches Training.

Vorsicht!
Problematisch ist die Anwendung sogenannter Sexualtonika, da nicht nur ihre Wirkung zweifelhaft ist, sondern weil die eigentlichen Probleme hierdurch eher verdrängt werden.

MÄNNLICHE IMPOTENZ

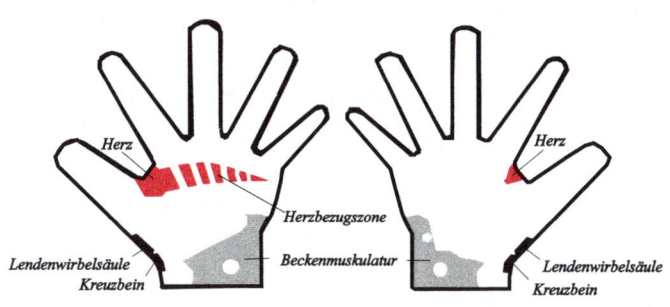

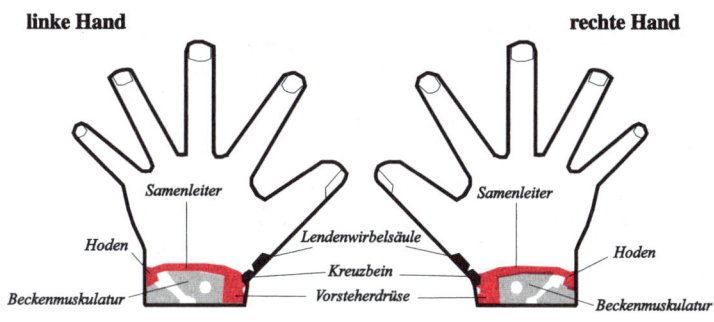

Schwerpunkte	linke Hand		rechte Hand		Technik
	innen	*außen*	*außen*	*innen*	
———					ableitend
Hoden, Samenleiter, Vorsteherdrüse, Herz, Herzbezugszone					aufbauend

4.6 Menstruationsbeschwerden

Definition:

Die Menstruation (*lat.* menstruus = monatlich) ist Ausdruck der zyklischen Veränderungen im Hormonhaushalt der Frau. Die Zyklusdauer beträgt etwa 28 Tage. In der ersten Hälfte des Zyklus reift in den Eierstöcken ein Follikel (s. 4.3 Eierstock- und Eileitererkrankungen) mit einer Eizelle heran. In der Reifungsphase bildet der Follikel Östrogene, die einen Aufbau der Gebärmutterschleimhaut bewirken. Nach dem Eisprung wandelt sich der Follikel in den Gelbkörper um, der nun das Hormon Progesteron produziert. Unter Progesteronwirkung wird die Gebärmutterschleimhaut zur Aufnahme der Eizelle weiter aufgebaut und umgebildet. Kommt es nicht zur Einnistung einer befruchteten Eizelle, kann die hochaufgebaute Gebärmutterschleimhaut bei nachlassender Gelbkörperaktivität nicht mehr gehalten werden. Sie wird unter einem blutigen Entzündungsvorgang abgestoßen.

Beschwerdebild:

Die Zeit der blutigen Abstoßung der Gebärmutterschleimhaut ist häufig begleitet von
- Schmerzen im Unterbauch;
- allgemeinem, körperlichem Unwohlsein;
- vegetativen Symptomen, z.b. Übelkeit, Kreislaufinstabilität, Kopfschmerz.

Behandlungsrichtlinien:

Da es sich um zeitlich absehbare und nur vorübergehende Beschwerden handelt, sollte sich die Behandlung am wirklich Notwendigen orientieren. Folgende Maßnahmen können zur Linderung der Monatsbeschwerden eingesetzt werden:
⇒ Entspannungstechniken;
⇒ feuchte Leibwickel;
⇒ leichte Schmerzmittel, vegetativ wirksame Medikamente
   chemisch: Paracetamol, Acetylsalicylsäure, Propyphenazon/Drofenin
   pflanzlich: Mönchspfeffer, Arnika, Calendula, Kamille, Hirtentäschel,
   Gänsefingerkraut, Cimicifugawurzelstock.

Vorsicht!
Der regelmäßige und hochdosierte Gebrauch von Schmerzmitteln kann zu einer verstärkten Schmerzempfindung und Schmerzmittelgewöhnung führen. Über die Blutungen verliert der Körper wichtige Blutbestandteile, besonders Eisen. Bei sehr starken Blutungen leiden die Betroffenen häufig unter Blutarmut.

MENSTRUATIONSBESCHWERDEN

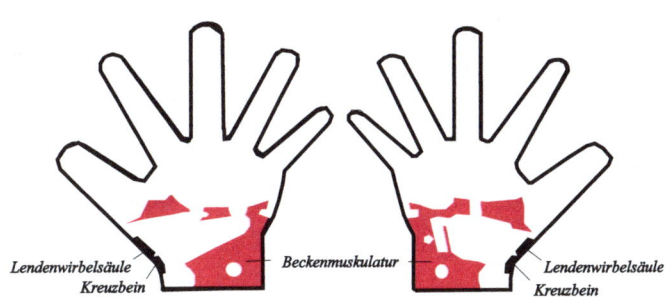

Lendenwirbelsäule
Kreuzbein
Beckenmuskulatur
Lendenwirbelsäule
Kreuzbein

linke Hand   **rechte Hand**

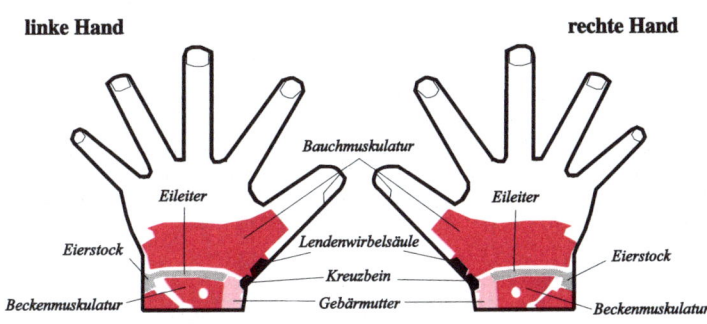

Bauchmuskulatur
Eileiter
Eierstock
Lendenwirbelsäule
Eileiter
Eierstock
Beckenmuskulatur
Kreuzbein
Gebärmutter
Beckenmuskulatur

Schwerpunkte	linke Hand		rechte Hand		Technik
	innen	außen	außen	innen	
Gebärmutter, Beckenmuskulatur, Bauchmuskulatur					ableitend
———					aufbauend

4.7 Nierenerkrankungen

Definition:

Die Nieren (*griech.* nephros) sind wichtige Ausscheidungsorgane und regulieren den Mineralstoff- und Wasserhaushalt des Körpers. Aus dem Blut wird in den Nieren zunächst der flüssige Anteil abgepreßt, während Blutkörperchen und größere Eiweißteilchen im Blutgefäßsystem zurückgehalten werden. In der abgefilterten Flüssigkeit befinden sich Schadstoffe, aber auch lebenswichtige Mineralstoffe, Eiweißbausteine und Wasser. Durch ein kompliziertes Röhrensystem können diese Stoffe nach dem Gegenstromprinzip mit wenig Energieaufwand aus der abgefilterten Flüssigkeit wieder aufgenommen werden. Um ihre Aufgabe zu erfüllen, benötigen die Nieren einen möglichst gleichmäßigen Durchblutungsdruck. Die Nieren bilden deshalb kreislaufaktive Hormone, die bei der Blutdruckregulierung eine große Rolle spielen, und sind damit auch ein wichtiger Bestandteil des Kreislaufsystems.
Häufige Erkrankungen der Nieren sind
● aufsteigende Infektionen aus der Blase durch Krankheitserreger;
● Abflußbehinderungen, z.b. Nierensteine;
● Störungen der Entgiftungsfunktion, Nierenschwäche.

Beschwerdebild:

Typische Beschwerden von Nierenerkrankungen sind
■ ziehende Schmerzen in den Flanken und im Rücken;
■ Koliken (wellenförmige, wehenartige Schmerzen).
Viele Erkrankungen verlaufen jedoch ohne spürbare Beschwerden und lassen sich oft nur an Veränderungen des Urins feststellen:

■ Schäumen (hoher Eiweißgehalt)   ⇒ Nierenentzündung, -schädigung;
■ Rotfärbung (Blut im Urin)   ⇒ Nierensteine, -entzündung;
■ Trübung (Eiweiß, weiße Blutkörperchen)   ⇒ Nierenentzündung, Infektionen;
■ Geruch (Azeton)   ⇒ Diabetes.

Behandlungsrichtlinien:

Die Behandlung setzt eine exakte Abklärung der Beschwerdeursachen voraus. Folgende Maßnahmen sind bei akuten Erkrankungen, aber auch vorbeugend, wichtig:
⇒ ausreichende Trinkmenge;
⇒ Meidung von nierenpflichtigen Schadstoffen (Harnsäure, Medikamente, Gifte);
⇒ korrekte Einstellung von Stoffwechselerkrankungen (z.B. Diabetes);
⇒ konsequente Behandlung von Infektionen.

Vorsicht!
Viele Erkrankungen der Nieren führen schleichend und ohne spürbare Beschwerden zu einer dauerhaften Schädigung. Mit zunehmendem Funktionsverlust können Schadstoffe nicht mehr ausreichend ausgeschieden werden, und der Mineralstoff- und Wasserhaushalt des Körpers entgleist.

NIERENERKRANKUNGEN

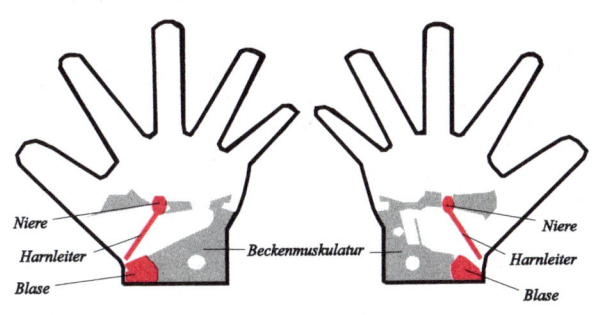

linke Hand   **rechte Hand**

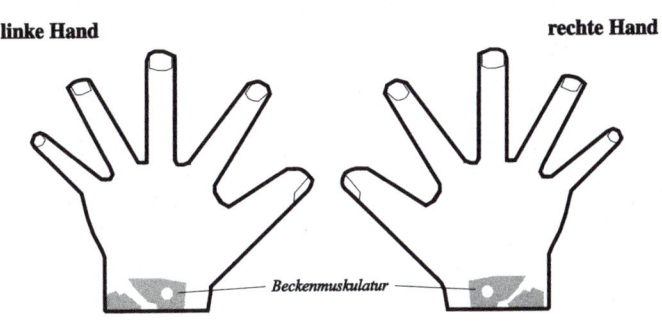

Schwerpunkte	linke Hand		rechte Hand		Technik
	innen	*außen*	*außen*	*innen*	
Niere, Harnleiter, Blase					ableitend
———					aufbauend

113

4.8 Prostataleiden

Definition:

Die Prostata (*griech.* prostatos = Vorsteher) umschließt die männliche Harnröhre direkt nach ihrem Abgang aus der Harnblase. Im Bereich der Prostata münden die Samenleiter in die Harnröhre. Beim Samenerguß wird ein milchiges Sekret aus der Vorsteherdrüse beigemischt, das für die Funktionstüchtigkeit der Samenzellen sehr wichtig ist. Unter dem Einfluß der Geschlechtshormone kommt es jenseits des 50. Lebensjahres beim überwiegenden Teil der Männer zu einer Vergrößerung der Prostata (Prostata-Adenom). Die Harnröhre wird hierdurch von außen eingeengt und die Blasenentleerung erschwert. Wie bei fast allen hormonabhängigen Geweben besteht auch bei der Prostata ein hohes Risiko für die Bildung bösartiger Geschwülste (Prostatakarzinom). Neben der altersbedingten Vergrößerung treten häufig auch Entzündungen der Prostata (Prostatitis) auf.

Beschwerdebild:

Prostataentzündungen und -vergrößerungen führen in der Regel zu
- vermindertem Druck und Schmerzen bei der Blasenentleerung (Dysurie);
- häufigem Harndrang;
- unvollständiger Blasenentleerung (Restharnbildung);
- erhöhtem Risiko für Infektionen der Harnwege;
- Schmerzen beim Samenerguß.

Behandlungsrichtlinien:

Die Behandlung muß frühzeitig erfolgen. Neben entzündungshemmenden Medikamenten und Infektionstherapeutika werden Pflanzenwirkstoffe zur Dämpfung der Schwellneigung eingesetzt. Führen diese Mittel nicht mehr zu einer Linderung der Beschwerden, besteht die Möglichkeit zur operativen Behandlung.
⇒ Entzündungshemmende Medikamente
   chemisch: Diclofenac, Ibuprofen
   pflanzlich: Sägezahnpalme (Serenoa), Sonnenhut (Echinacea), Bärentraube, Brennessel, Roßkastanie
⇒ wachstumshemmende Mittel
   pflanzlich: Serenoa, Kürbiskerne, Brennessel
⇒ operative Maßnahmen werden mit entsprechend dünnen Instrumenten (Endoskopen) überwiegend durch die Harnröhre vorgenommen.

Vorsicht!
Bereits 20–30% der Männer über 50 Jahre weisen Vorstufen einer bösartigen Prostatageschwulst auf, die meist noch keine Beschwerden verursachen. Nur regelmäßige Vorsorgeuntersuchungen geben die Möglichkeit zur frühzeitigen Erkennung und Behandlung. Die angebotenen Vorsorgeuntersuchungen werden aus Bequemlichkeit und falschem Schamgefühl nur von einem geringen Teil der Männer wahrgenommen.

PROSTATALEIDEN

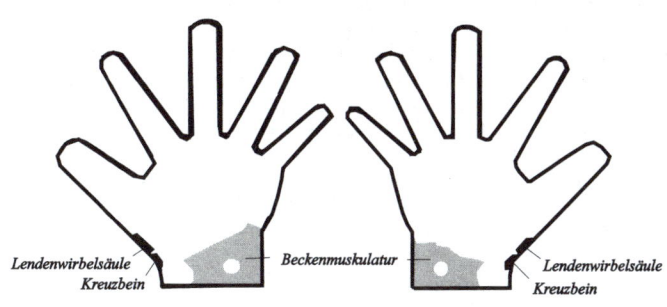

linke Hand   **rechte Hand**

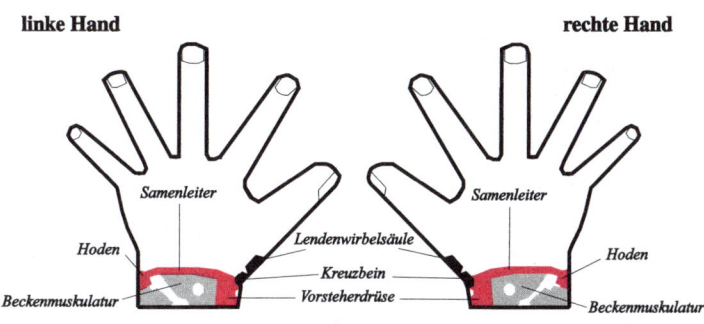

Schwerpunkte	linke Hand		rechte Hand		Technik
	innen	*außen*	*außen*	*innen*	
Hoden, Samenleiter, Vorsteherdrüse					ableitend
———					aufbauend

115

4.9 Schwangerschaftsprobleme

Definition:

Bei Beschwerden in der Schwangerschaft muß klar unterschieden werden zwischen
● Beschwerden im Rahmen einer normal verlaufenden Schwangerschaft;
● Störungen der Schwangerschaft mit Risiko für Mutter und Kind.
Es versteht sich von selbst, daß Störungen der Schwangerschaft selbst immer in konsequente, ärztliche Betreuung gehören. Nur so kann in dieser für Mutter und Kind gefahrvollen Zeit das Risiko für beide so gering wie möglich gehalten werden.
Bei den Beschwerden im Rahmen einer normalen Schwangerschaft können viele sonst übliche Behandlungen nicht angewendet werden. Dies gilt besonders für Medikamente, aus denen oft bei ihrem Abbau im Körper unbekannte Abfallprodukte, sogenannte Metabolite, entstehen, die in ihrer Auswirkung auf die Schwangerschaft nicht kalkulierbar sind. Das Entstehen solcher Metabolite kann von der momentanen Situation oder individuellen Besonderheiten der Betroffenen abhängen. Deshalb sollten Medikamente grundsätzlich nur dann angewendet werden, wenn dies für die Gesundheit der Mutter zwingend erforderlich ist und alternative Maßnahmen nicht zur Verfügung stehen.

Beschwerdebild:

Häufige Beschwerden in der Schwangerschaft sind
■ Übelkeit, Verdauungsprobleme;
■ Kreislaufregulationsstörungen;
■ allgemeine Leistungsminderung;
■ Wirbelsäulen- und Gelenkbeschwerden;
■ starke Schwankungen der Gefühle.

Behandlungsrichtlinien:

Viele der oben genannten Beschwerden treten phasenweise oder nur kurzzeitig auf. In den seltensten Fällen ist eine medikamentöse Behandlung erforderlich. Ist eine Gefährdung der Schwangerschaft ausgeschlossen, sollten folgende Maßnahmen vor einer medikamentösen Therapie durchgeführt werden:
⇒ Kreislaufbeschwerden ⇒ dosiertes Ausdauertraining;
⇒ Verdauungsprobleme ⇒ Frischkost, Ballaststoffe, Bewegung;
⇒ allgemeine Leistungsminderung ⇒ Tagesablauf planen, Belastung verteilen;
⇒ Wirbelsäulen- und Gelenkprobleme ⇒ Gymnastik, Muskeltraining;
⇒ Schwankungen der Gefühle ⇒ körperliche Aktivität und Entspannung.
Das Angebot für solche sinnvollen Maßnahmen ist heute sehr vielfältig. Den Antrieb, dieses Angebot auch zu nutzen, müssen die Betroffenen selbst aufbringen. Oft hilft es, wenn sich die Partner aktiv daran beteiligen.

Vorsicht!
An Medikamenten stehen für hartnäckige Beschwerden häufig pflanzliche, weniger risikoträchtige Alternativen zur Verfügung. Aber auch Pflanzenwirkstoffe sind Medikamente mit möglichen Nebenwirkungen. Eine Anwendung in der Schwangerschaft sollte nicht ohne ärztliche Rücksprache erfolgen.

SCHWANGERSCHAFTSPROBLEME

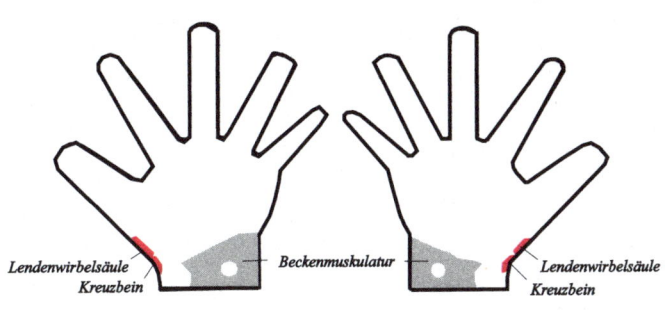

linke Hand   rechte Hand

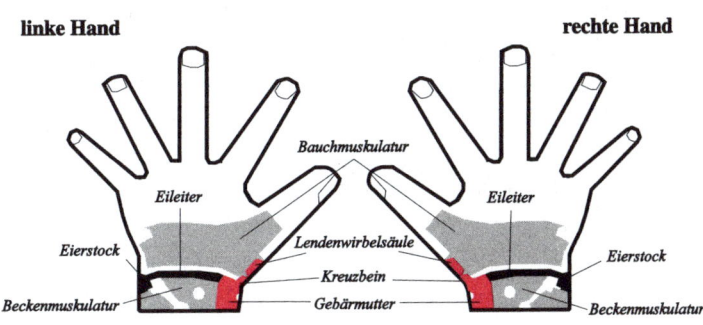

Schwerpunkte	linke Hand		rechte Hand		Technik
	innen	außen	außen	innen	
Gebärmutter, Kreuzbein, *Lendenwirbelsäule*					ableitend
———					aufbauend

4.10 Wechseljahrsbeschwerden

Definition:

Etwa um das 50. Lebensjahr endet bei Frauen der fruchtbare Lebensabschnitt. Danach folgt eine von Hormonumstellungen geprägte Zeit, die Wechseljahre (Klimakterium, *griech.* klimax = Leiter). Diese Phase ist geprägt von einem Nachlassen der Produktion von weiblichen Geschlechtshormonen, den Östrogenen, in den Eierstöcken. Durch Abschwächung und Wegfall der rhythmischen Hormonwechsel bleiben die monatlichen Regelblutungen aus (Menopause). Da die Geschlechtshormone auch in anderen Organsystemen an Regelfunktionen beteiligt sind, kommt es bei vielen Frauen zu behandlungsbedürftigen Beschwerden. Hauptsächlich betroffene Organsysteme sind

- Geschlechtsorgane (Brustdrüsen, Eierstöcke, Gebärmutter und Scheide);
- Knochenstoffwechsel (Osteoporose);
- Herz-Kreislauf-System;
- vegetatives Nervensystem (allgemeine Organsteuerung, Stoffwechsel);
- Psyche (Stimmung, Antrieb).

Beschwerdebild:

Zu dem sehr weit gefächerten Beschwerdebild gehören vor allem
- unregelmäßige Blutungen, Dauerblutungen, trockene Scheide;
- vegetative Symptome:
  Hitzewallungen, Kälteschauer, Schweißausbrüche,
  Herzklopfen, Engegefühl in Brust und Hals,
  Schlaflosigkeit, Angstgefühle,
  allgemeine Leistungsminderung, Antriebslosigkeit,
  Stimmungsschwankungen, Depression, Reizbarkeit;
- Zunahme von Risikofaktoren (Bluthochdruck, Fettstoffwechselstörungen);
- Abnahme der Knochenfestigkeit (Osteoporose).

Behandlungsrichtlinien:

Nachdem seit vielen Jahren Erfahrungen mit Hormonersatzpräparaten zum Ausgleich der nachlassenden Eigenproduktion gesammelt werden konnten, gelten folgende Empfehlungen:
⇒ frühzeitiger Hormonersatz (neben Beschwerdelinderung wird auch das Risiko für Herz-Kreislauferkrankungen und Osteoporose vermindert);
⇒ bei Hormonunverträglichkeit Einsatz von Pflanzenwirkstoffen mit hormonähnlicher oder vegetativ ausgleichender Wirkung:
  Mönchspfeffer (Agnus castus), Cimicifugawurzel, Gänsefingerkraut, Schafgarbe, Hirtentäschel, Johanniskraut;
⇒ Calcitoninbehandlung bei nachgewiesener Osteoporose
  (Calcitonin ist ein Hormon zur Förderung der Kalkeinlagerung im Knochen).

Vorsicht!
In den Wechseljahren besteht ein erhöhtes Risiko bezüglich des Auftretens von Geschwülsten der Geschlechtsorgane. Regelmäßige Vorsorgen erhöhen die persönliche Sicherheit.

WECHSELJAHRSBESCHWERDEN

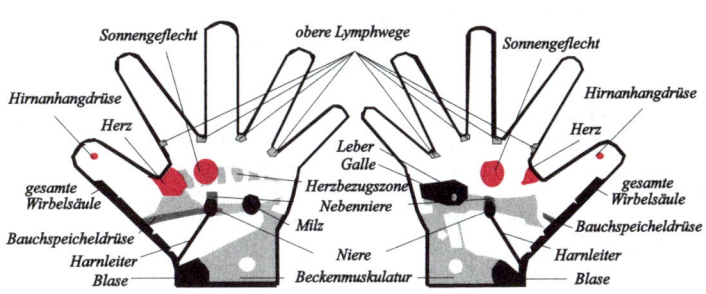

linke Hand   rechte Hand

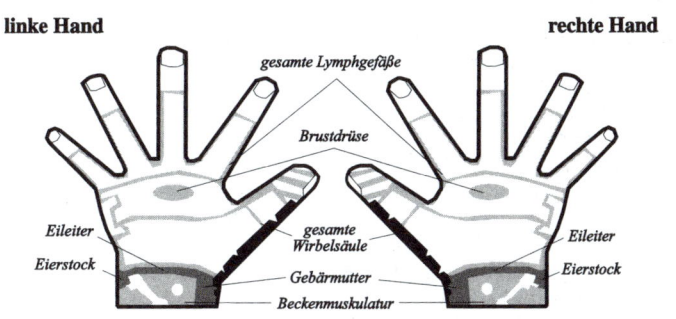

Schwerpunkte	linke Hand		rechte Hand		Technik
	innen	außen	außen	innen	
Hirnanhangdrüse, Herz, Sonnengeflecht					ableitend
———					aufbauend

119

4.11 Weibliche Unfruchtbarkeit

Definition:

Von Unfruchtbarkeit spricht man, wenn trotz erfolgter Paarung und bestehendem Kinderwunsch eine Schwangerschaft ausbleibt oder nicht erfolgreich mit der Geburt eines Kindes beendet werden kann. Als Ursache kommen in Frage:

- Organerkrankungen der Eierstöcke, Eileiter, Gebärmutter oder Hormondrüsen;
- Funktionsstörungen gesunder Organe, z.b. bei Streß.

Für das Entstehen und den Erfolg einer Schwangerschaft sind viele Faktoren entscheidend:

- normale Reifung gesunder Eizellen in den Eierstöcken;
- ungestörter Eisprung, Aufnahme des Eies in den Eileiter und Transport in die Gebärmutterhöhle;
- Befruchtung der Eizelle zum richtigen Zeitpunkt und am richtigen Ort;
- ausreichende Schleimhautentwicklung in der Gebärmutter;
- Einnistung der befruchteten Eizelle in die Gebärmutterschleimhaut;
- Ausbildung des Mutterkuchens mit Anschluß an den mütterlichen Blutkreislauf;
- ungestörte Entwicklung der Frucht;
- rechtzeitige Einleitung eines normalen Geburtsvorgangs.

Beschwerdebild:

Unerfüllter Kinderwunsch wird in einer erfolgsorientierten Gesellschaft zu einem großen Problem für die Betroffenen. Insbesondere Frauen wird oft ohne Kenntnis der wirklichen Ursachen die Schuld an dieser Situation zugewiesen, die geprägt ist von

- Minderwertigkeitsgefühl,
- Versagensangst,
- Depression,
- Streß.

Behandlungsrichtlinien:

Selbst bei nachgewiesenen Organerkrankungen ist die Wahrscheinlichkeit einer erfolgreichen Schwangerschaft oft nur gemindert. Viele Störungen können heute auch erkannt und ursächlich behandelt werden. Sehr häufig liegen Störungen zusätzlich oder ausschließlich im sogenannten psycho-vegetativen Bereich. Bei Persönlichkeitsstörungen, Umwelteinflüssen, beruflichem Streß und Partnerproblemen können operative Maßnahmen oder Medikamentenbehandlungen nicht zum Erfolg führen. In diesen Fällen eignen sich beispielsweise

⇒ Streßmanagement;
⇒ Bewältigung von Partnerkonflikten;
⇒ Abbau von Ängsten;
⇒ bewußte Lebensführung.

Vorsicht!
Erfüllung des Kinderwunsches um jeden Preis ist problematisch. Lassen Sie sich vorher über alle Risiken genau beraten. Psychische Barrieren können durch die besten technischen Methoden nicht überwunden werden.

WEIBLICHE UNFRUCHTBARKEIT

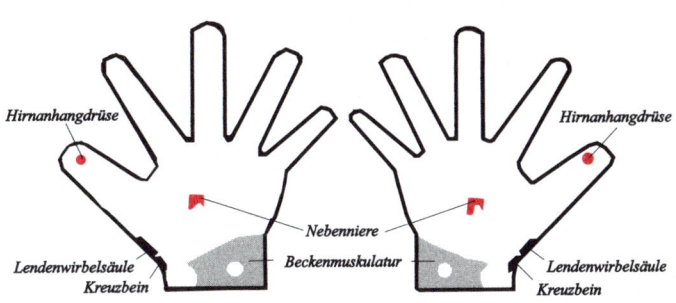

Hirnanhangdrüse

Nebenniere

Beckenmuskulatur

Lendenwirbelsäule
Kreuzbein

Hirnanhangdrüse

Lendenwirbelsäule
Kreuzbein

linke Hand

rechte Hand

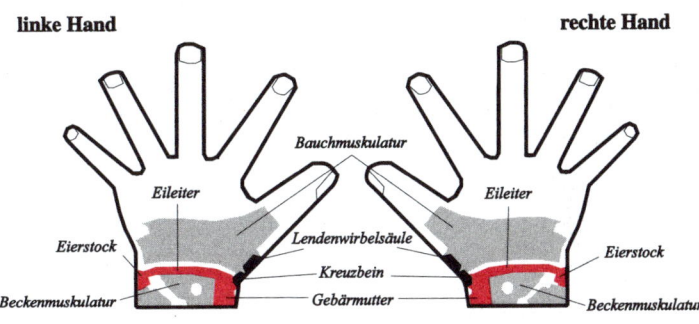

Bauchmuskulatur

Eileiter

Eierstock

Beckenmuskulatur

Eileiter

Lendenwirbelsäule

Kreuzbein

Gebärmutter

Eierstock

Beckenmuskulatur

Schwerpunkte	linke Hand		rechte Hand		Technik
	innen	außen	außen	innen	
gesamte Unterleibsorgane, Nebenniere, Hirnanhang-drüse, Schilddrüse-Hals					ableitend
———					aufbauend

5. Wirbelsäule und Gliedmaßen

5.1 Beschwerden der oberen Wirbelsäule

Definition:

Hals- und Brustwirbelsäule bilden den oberen Teil des Achsenorgans, wie man die Wirbelsäule nach ihrer Lage und Funktion bezeichnet. Die Brustwirbelsäule bestimmt die Höhe des Brustkorbs. An den Brustwirbeln sind die Rippen aufgehängt. Nach oben schließt sich die Halswirbelsäule mit dem Kopf an. Zwischen den hinten gelegenen Wirbelbögen treten die Rückenmarksnerven aus. Im Brustkorbbereich ziehen die Nerven jeweils zwischen den Rippen um den Brustkorb nach vorne und versorgen den dazugehörigen Abschnitt der Haut, Unterhaut, Muskeln und Rippen. Im Halswirbelbereich ziehen die Nerven in das sogenannte Armgeflecht, aus dem drei Hauptnerven entspringen und den Arm versorgen. Beschwerden im Bereich der oberen Wirbelsäule sind sehr häufig. Als mögliche Ursachen kommen in Frage:

- mechanische Reizung der austretenden Nerven;
- Höhenminderung der Zwischenwirbelräume durch Bandscheibenabnutzung;
- Abnutzungs- und Alterungsprozesse der Knochen und Gelenke;
- Entzündungen der umgebenden Weichteile.

Beschwerdebild:

Die Beschwerden der oberen Wirbelsäulenabschnitte können in Wirbelsäulennähe, aber auch im Verlauf der dort gelegenen Nervenbahnen auftreten. Häufige Beschwerden sind

- Bewegungseinschränkungen des Kopfes, insbesondere Seitdrehung;
- Kopfschmerzen vom Nacken in den Hinterkopf ausstrahlend;
- Verkürzungen der Brustmuskeln mit nach vorne hängenden Schultern;
- Verspannungen der hinteren Schultermuskeln;
- eingeschränkte Seithebung des Armes.

Behandlungsrichtlinien:

Da es sich in der Regel um langanhaltende und wiederkehrende Beschwerden mit Schmerz- und Entzündungscharakter handelt, sind folgende Maßnahmen sinnvoll:
⇒ rasche Schmerzlinderung und wirksame Entzündungshemmung
   medikamentös: Diclofenac, Naproxen, Piroxicam, Ibuprofen
   lokal: Neuraltherapie, Quaddelungen, Infiltrationen, Akupunktur;
⇒ Entspannung der verkrampften Muskeln
   medikamentös: Chlormezanon, Tetrazepam
   mechanisch: Dehnübungen (Stretching), Gymnastik, Massage
   physikalisch: Wärme (Heißluft, Infrarot, Mikrowelle), Reizstrom
⇒ Verbesserung der Wirbelbeweglichkeit
   aktiv: Gymnastik, Dehnübungen, Muskeltraining
   passiv: Chirotherapie, Massage.

Vorsicht!
Die dauerhafte Einnahme von Schmerzmitteln und Entzündungshemmern kann schwere Nebenwirkungen, z.B. Magengeschwüre, verursachen. Solche Mittel sollten früh, ausreichend hoch, aber nur kurzzeitig eingesetzt werden.

BESCHWERDEN DER OBEREN WIRBELSÄULE

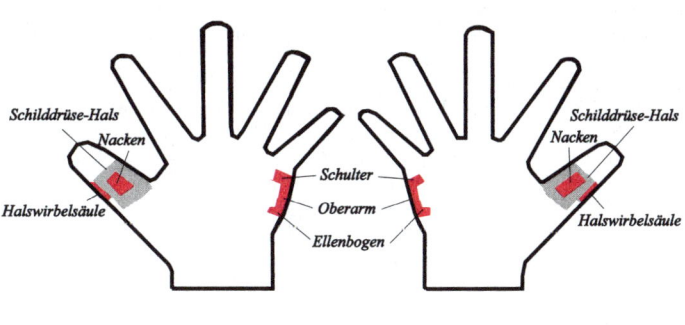

Schilddrüse-Hals
Nacken
Schulter
Oberarm
Ellenbogen
Halswirbelsäule

Schilddrüse-Hals
Nacken
Halswirbelsäule

linke Hand

rechte Hand

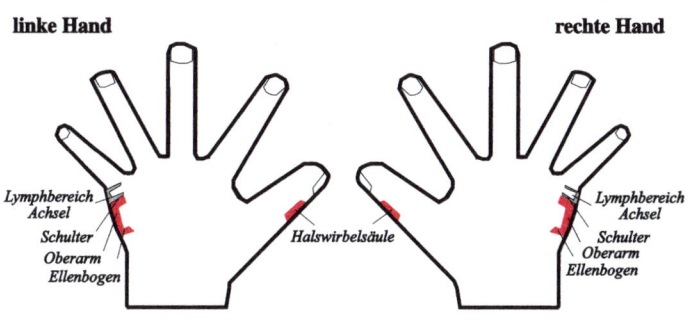

Lymphbereich
Achsel
Schulter
Oberarm
Ellenbogen

Halswirbelsäule

Lymphbereich
Achsel
Schulter
Oberarm
Ellenbogen

Schwerpunkte	linke Hand		rechte Hand		Technik
	innen	*außen*	*außen*	*innen*	
Halswirbelsäule, Schulter, Oberarm, Ellenbogen, Nacken					ableitend
———					aufbauend

5.2 Beschwerden der unteren Wirbelsäule

Definition:

Die untere Wirbelsäule umfaßt Lendenwirbel, Kreuz- und Steißbein. Die Rückenmarksnerven der Lendenwirbelsäule versorgen die Beine. Genau wie an der Halswirbelsäule ziehen sie zunächst in ein Geflecht und vereinigen sich schließlich zu den großen Beinnerven. Den größten Teil des Beines versorgt der sogenannte Ischiasnerv, der aus dem Becken nach hinten in das Bein bis in den Fuß zieht. Die Kreuzbeinwirbel sind zu einem Knochen zusammengewachsen, so daß mechanische Reizungen in diesem Bereich eher selten sind. Das Steißbein ist an der Stabilisierung des Körpers nicht beteiligt und verursacht deshalb nur bei direkter Verletzung Beschwerden. Die Lendenwirbelsäule dagegen trägt die Hauptlast bei der Aufrechthaltung und Stabilisierung des Körpers. Durch ihre Biegung und die elastischen Bandscheiben trägt sie wesentlich zur Dämpfung von Stößen bei. Ihre Hauptbewegung ist die Rumpfbeugung, die zum Bücken und Heben notwendig ist. Am häufigsten treten Beschwerden im Bereich der Lendenwirbelsäule als

- lokale Schmerzen im Bereich der Lendenwirbelsäule (Lumbalgie),
- ausstrahlende Schmerzen in ein Bein (Ischialgie),
- Kombination von beiden (Lumboischialgie),
- oder Bandscheibenvorfall (Prolabs) auf.

Beschwerdebild:

Leitsymptome der Lendenwirbelerkrankungen sind
- Schmerz, lokal oder in die Beine ausstrahlend;
- Bewegungseinschränkung;
- Gefühlsstörungen und Schweregefühl der Beine;
- Lähmungen im Bereich der Beine.

Behandlungsrichtlinien:

Häufigste Ursachen für Beschwerden der unteren Wirbelsäule sind Fehlhaltung und Fehlbelastung. Folgende Maßnahmen sind außer der akuten Schmerzbehandlung (s. 5.1 Beschwerden der oberen Wirbelsäule) sinnvoll:
⇒ Gewichtsnormalisierung;
⇒ Muskelaufbautraining;
⇒ Haltungsschule;
⇒ Vermeidung von Fehlbelastungen:
  Heben aus gebückter Haltung,
  Sitzen im Hohlkreuz,
  verkrampfte Arbeitshaltung;
⇒ Ausgleich einer Beinlängendifferenz.

Vorsicht!
Gefühlsstörungen und Kraftlosigkeit sind Zeichen einer Nervenschädigung. Nervengewebe ist sehr empfindlich und stirbt bei längerer Schädigung ab. Je länger solche Beschwerden bestehen, um so unwahrscheinlicher wird eine folgenlose Abheilung.

BESCHWERDEN DER UNTEREN WIRBELSÄULE

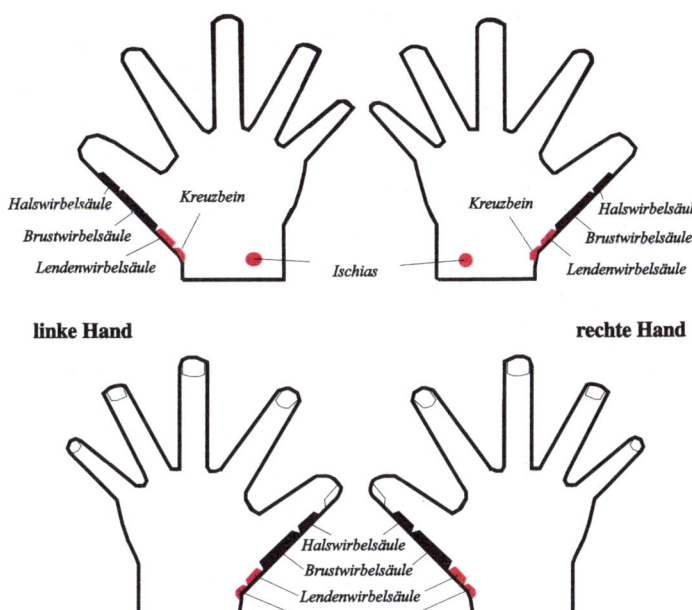

Schwerpunkte	linke Hand		rechte Hand		Technik
	innen	*außen*	*außen*	*innen*	
Lendenwirbelsäule, Kreuzbein, Ischias					ableitend
———					aufbauend

127

5.3 Hüftleiden

Definition:

Die Hüftgelenke (*lat.* coxa = Hüfte) sind die gelenkige Verbindung zwischen den Beinen und dem Rumpf. Am Ende des Oberschenkelknochens befindet sich der kugelförmige Hüftkopf, der von Muskeln und einer starken Kapsel in der Gelenkpfanne im Beckenknochen gehalten wird. Die kugelige Gelenkform ermöglicht einen großen Bewegungsumfang. Der Hüftkopf und die Hüftgelenkspfanne sind mit einer glatten Knorpelschicht überzogen, die eine möglichst reibungsfreie Bewegung erlaubt. In den Hüftgelenken muß im Stehen und beim Laufen das ganze Gewicht des Körpers gegen die Beine stabilisiert und ausbalanciert werden. Dies erfordert starke Muskeln zwischen Becken, Wirbelsäule und Oberschenkel. Durch das große Gewicht des Körpers sind die Hüftgelenke großen Druckbelastungen ausgesetzt. Die ständige Bewegung führt zu einer zusätzlichen mechanischen Belastung. Die häufigsten Erkrankungen im Bereich der Hüftgelenke sind

- angeborene Fehlstellungen mit ungünstiger Belastung (Hyftgelenksdysplasie);
- frühzeitige Alterung durch Abnutzung des Knorpels (Arthrose);
- schmerzhafte Entzündungsreaktionen (Arthritis);
- akute Verletzungen (Knochenbrüche, z.B. Schenkelhalsfraktur).

Beschwerdebild:

Akut entzündliche Erkrankungen des Hüftgelenkes führen zu
- belastungsabhängigem Bewegungsschmerz, im Extremfall Ruheschmerz.

Abnutzungs- und Alterungsprozesse verursachen typischerweise einen
- Anlaufschmerz mit Besserung unter der Bewegung.

Akute Verletzungen, z.B. ein Schenkelhalsbruch, führen zu
- Steh- und Laufunfähigkeit, Belastungsschmerz;
- Beinverkürzung und Fehlstellung.

Behandlungsrichtlinien:

Bei entzündlichen Schmerzzuständen an Hüftgelenken können angewendet werden:
⇒ lokale Kühlung;
⇒ entzündungshemmende Medikamente (s. 5.1);
⇒ Entlastung und Schonung.

Abnutzungsbedingte Schmerzen erfordern dagegen
⇒ Verbesserung der Knochen- und Gelenkernährung durch:
dosiertes Bewegungstraining, Gymnastik zur Erhaltung der Bewegungsfreiheit;
Gewichtsentlastung,
mineralstoffreiche Ernährung (z.B. Kalzium).

Bei akuten Verletzungen oder starker Abnutzung des Hüftgelenkes gibt es heute erprobte Operationsmöglichkeiten bis zu einem Ersatz des Hüftgelenkes durch ein Kunstgelenk.

Vorsicht!
Bei plötzlich auftretenden Hüftschmerzen ohne erkennbaren Grund sollte eine Röntgenuntersuchung erfolgen, um Knochenverletzungen auszuschließen.

HÜFTLEIDEN

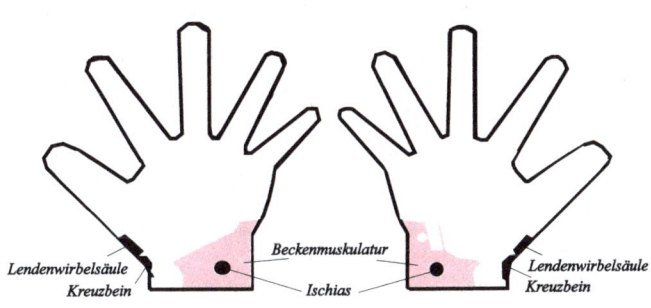

Lendenwirbelsäule
Kreuzbein

Beckenmuskulatur

Ischias

Lendenwirbelsäule
Kreuzbein

linke Hand   **rechte Hand**

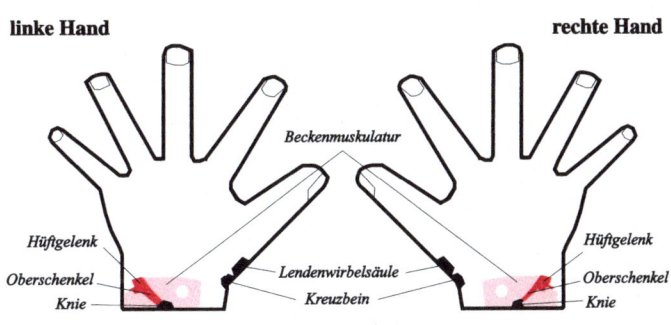

Beckenmuskulatur

Hüftgelenk

Oberschenkel

Knie

Lendenwirbelsäule

Kreuzbein

Hüftgelenk

Oberschenkel

Knie

Schwerpunkte	linke Hand		rechte Hand		Technik
	innen	*außen*	*außen*	*innen*	
Hüfte, Oberschenkel, Beckenmuskulatur					ableitend
_____					aufbauend

129

5.4 Kniegelenkserkrankungen

Definition:

Das Kniegelenk (*lat.* genu) ist ein mechanisch sehr kompliziertes Gelenk. Hauptbewegungen sind Beugung und Streckung. Bei der Beugung gleitet der Schienbeinkopf an der walzenförmigen Gelenkfläche des Oberschenkelknochens vorbei. In gestrecktem Zustand kann der Unterschenkel nicht gegen den Oberschenkel verdreht werden, dies verhindern die angespannten Seit- und Kreuzbänder. In gebeugtem Zustand dagegen ist eine Einwärts- und Auswärtsdrehung des Unterschenkels gegen den Oberschenkel möglich. Die Kniescheibe gleitet ebenfalls über die Gelenkwalzen des Oberschenkelknochens. Die Kraft der vorderen Oberschenkelmuskeln wird über die Kniescheibe auf die Schienbeinvorderkante übertragen. Die knorpelige Gelenkfläche der Kniescheibe ist deshalb einer starken Druckbelastung ausgesetzt. Im Kniegelenk befinden sich an der Außen- und Innenseite keilförmige Knorpelscheiben, die Menisken. Diese verteilen den Druck der gewölbten Gelenkwalzen des Oberschenkelknochens auf die fast plane Gelenkfläche des Schienbeins. Bei Überdehnungen und Drehbewegungen werden die Menisken leicht eingequetscht und können dabei einreißen.
Häufige Erkrankungen des Kniegelenkes sind
● Verletzungen der Bänder (besonders Kreuzbänder und Innenseitenband);
● Verletzungen der Menisken;
● Reizungen des Gelenks durch Prellungen, Stauchungen und Zerrungen;
● akute Entzündungen (Arthritis);
● Abnutzungen mit Funktionseinschränkungen (Arthrose).

Beschwerdebild:

Bei Reizungen des Kniegelenks kommt es zu folgenden Beschwerden:
■ Bewegungseinschränkung;
■ Schwellung;
■ Ergußbildung (Flüssigkeitsabsonderung in die Gelenkhöhle).
Meniskusverletzungen verursachen
■ schmerzhafte Blockierungen der Bewegung.
Verletzungen der Bänder führen zu
■ Instabilität, Unsicherheit, Abnutzung.

Behandlungsrichtlinien:

Akut entzündliche Erkrankungen bedürfen folgender Maßnahmen:
⇒ Kühlung, Ruhigstellung, Entzündungshemmung;
⇒ Kompression (Druck von außen zur Begrenzung von Schwellung und Erguß).
Chronische, degenerative Veränderungen erfordern
⇒ Gymnastik für Beweglichkeit und Koordination der Muskeln;
⇒ Muskeltraining zur Stabilisierung.

Vorsicht!
Knieverletzungen sind oft kombinierte Verletzungen und sollten fachmännisch untersucht und behandelt werden, um Spätfolgen zu vermeiden.

KNIEGELENKSERKRANKUNGEN

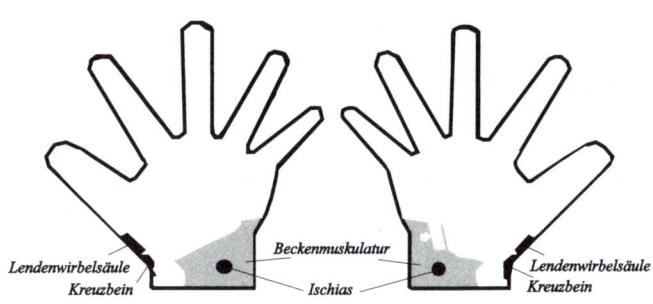

linke Hand   **rechte Hand**

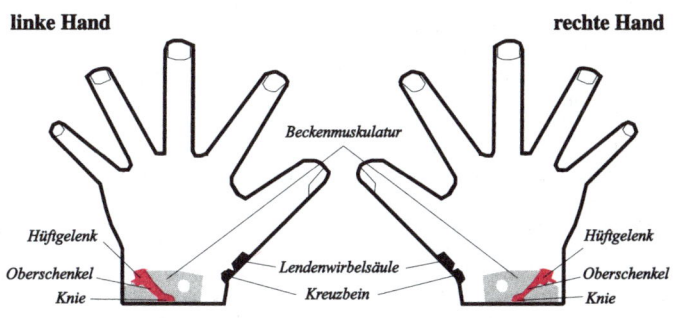

Schwerpunkte	linke Hand		rechte Hand		Technik
	innen	*außen*	*außen*	*innen*	
Hüfte, Oberschenkel, Knie					ableitend
———					aufbauend

131

5.5 Krampfadern

Definition:

Krampfadern (*lat.* varix = Venenknoten) sind erweiterte, geschlängelt verlaufende Venen, die bevorzugt an den Beinen auftreten. Ursachen sind
- Schwäche des umgebenden Bindegewebes;
- Defekt der Venenklappen;
- erhöhter Druck in den Venen.

Das Blut muß aus den Beinen entgegen der Schwerkraft zum Herzen zurückgeführt werden. Der geringe Restdurchblutungsdruck in den Venen reicht hierzu nicht mehr aus. Deshalb liegen die tiefen Venen der Beine zwischen den Muskeln und werden durch die wechselnde Muskelanspannung ausgepreßt (Muskelpumpe). Rückschlagklappen bestimmen die Fließrichtung des Blutes zum Herzen hin. Bei ungenügendem Schluß der Klappen drückt das Blut in die unterhalb gelegenen Venenabschnitte zurück. Können das umliegende Stützgewebe und die Muskulatur den Druck nicht abfangen, wird die sehr weiche Venenwand gedehnt und weitet sich. Das typische Erscheinungsbild mit geschlängelten und breit erweiterten Venen entsteht.

Beschwerdebild:

Folgende Beschwerden weisen auf ein Krampfaderleiden hin, auch wenn keine oberflächlich sichtbaren Venenveränderungen vorliegen:
- Knöchelschwellungen, Ermüdung, Schweregefühl, Wadenkrämpfe.

Bei ausgeprägten Krampfadern kommt es häufig zu entzündlichen Beschwerden:
- schmerzhafte Rötung und Schwellung im Verlauf der Gefäße;
- Bildung von Blutgerinnseln (Thrombose) an den entzündeten Venenwänden.

Rückstau des Blutes und Erhöhung des Druckes im Gewebe bewirken
- reduzierten Stoffwechsel, Infektionsgefahr, schlechte Wundheilung.

Behandlungsrichtlinien:

Die Veranlagung für das Krampfaderleiden wird zum Teil familiär vererbt. Das Entstehen der Krankheit ist jedoch abhängig von bestimmten Faktoren, und die Behandlung sollte sich vorrangig auf vorbeugende Maßnahmen konzentrieren:
⇒ Vermeidung von langen Sitz- und Stehphasen;
⇒ Gehtraining zur Bindegewebsstraffung und Aktivierung der Muskelpumpe;
⇒ Tonisierung der Venen durch Gymnastik und physikalische Reize
(z.B. Kneippanwendungen: Wassertreten, kalte Güsse);
⇒ bei Entzündungen werden äußerlich und innerlich Medikamente eingesetzt
chemisch: Entzündungshemmer (Diclofenac, Ibuprofen, Piroxicam)
biologisch: Heparin als Salbe, Gel oder Injektion
pflanzlich: Roßkastanie, Hamamelis, Arnika, Mäusedorn.

Vorsicht!
Thrombosen oberhalb des Kniegelenks können eine Lungenembolie auslösen (Festsetzen eines abgerissenen Blutgerinnsels in der Lunge).

KRAMPFADERN

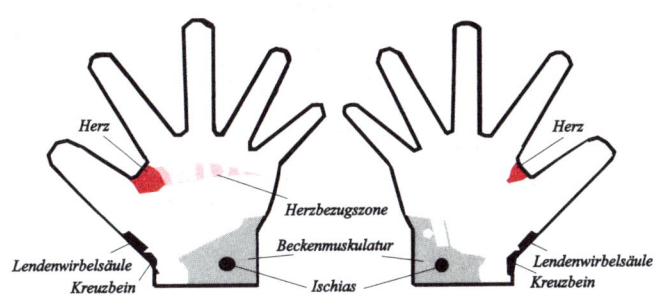

Herz
Herz
Herzbezugszone
Beckenmuskulatur
Lendenwirbelsäule
Kreuzbein
Lendenwirbelsäule
Kreuzbein
Ischias

linke Hand   **rechte Hand**

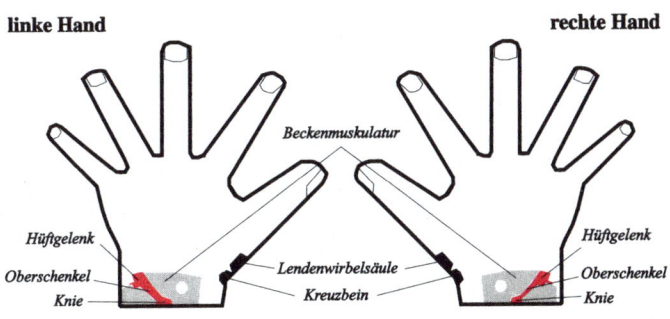

Beckenmuskulatur
Hüftgelenk
Oberschenkel
Knie
Lendenwirbelsäule
Kreuzbein
Hüftgelenk
Oberschenkel
Knie

Schwerpunkte	linke Hand		rechte Hand		Technik
	innen	außen	außen	innen	
Herz, Herzbezugszone, Hüfte, Oberschenkel, Knie					ableitend
——					aufbauend

5.6 Muskelkrankheiten

Definition:

Der Begriff „Muskelkrankheiten" umfaßt die unterschiedlichsten Erkrankungen. Zunächst können unterschieden werden:

● Erkrankungen der Muskeln selbst (Verletzung, Entzündung, Muskelschwund);

● Funktionsstörungen gesunder Muskeln als Folge von Nervenleiden, Mineralstoffstörungen, Knochen- und Gelenkserkrankungen.

Muskeln bestehen aus faserförmigen Zellen, deren Eiweißbausteine durch Nervenimpulse verkürzt werden können. Die Häufigkeit und Stärke der Nervenimpulse bestimmen die Spannung und die Verkürzung der Muskelfasern. Ein Muskel überspannt mindestens ein, oft jedoch mehrere Gelenke, und seine Verkürzung beugt das Gelenk in eine bestimmte Richtung. Dabei wirken immer Muskelgruppen gegeneinander, so daß Gelenke in verschiedene Positionen gebracht (Bewegungsarbeit) und auch in diesen Positionen festgehalten werden können (Haltearbeit). Eine spezielle Verschaltung der Nerven im Rückenmark stellt sicher, daß nie zwei entgegenwirkende Muskelgruppen gleichzeitig maximal aktiviert werden können. Die Muskeln würden sich dabei selbst zerreißen. Nur bei gestörter Nervenfunktion treten solche Probleme auf, die mit Schmerzen, Verkrampfung und Einschränkung der Bewegung verbunden sind.

Beschwerdebild:

Am häufigsten sind Beeinträchtigungen der Muskelfunktion durch Störungen im Bereich des Nervensystems. Typische Symptome sind dabei

■ Verspannungen;

■ Muskelkrämpfe;

■ Bewegungs- und Belastungseinschränkungen.

Ebenfalls häufig sind akute Verletzungen und Verletzungsfolgen:

■ Muskelrisse, Prellungen, Blutergüsse, Entzündungen, Vernarbungen.

Seltener finden sich angeborene oder chronisch entzündliche Muskelerkrankungen:

■ Muskeldystrophie (mangelnde Entwicklung), Muskelatrophie (Muskelschwund), Muskelentzündung (Myositis, z.B. bei Rheuma), Myasthenie (mangelndes Ansprechen auf Reize, rasche Ermüdbarkeit).

Behandlungsrichtlinien:

Neben einer Behandlung der eigentlichen Ursachen können bei Muskelschmerzen folgende Maßnahmen zur Schmerzlinderung eingesetzt werden:

⇒ Kühlung, Schonung, äußere Kompression (z.B. Zinkleimverbände);

⇒ Dehnübungen, Stretching, Gymnastik;

⇒ Physiotherapie (Wärmebestrahlung, Reizstrom, Iontophorese);

⇒ Medikamente zur Entzündungshemmung und Schmerzlinderung (s. 5.5 Krampfadern).

Vorsicht!
Wadenschmerzen ohne erkennbare Ursache können Zeichen einer tiefen Unterschenkelvenenthrombose sein und sollten ärztlich untersucht werden.

MUSKELKRANKHEITEN

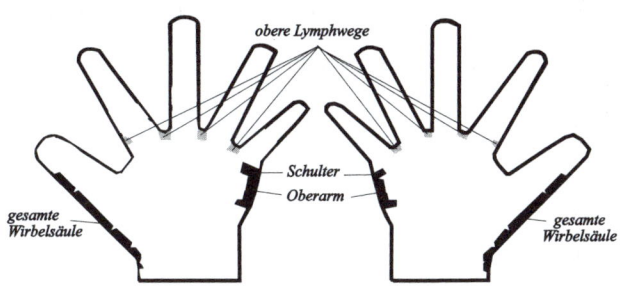

obere Lymphwege

Schulter
Oberarm

gesamte
Wirbelsäule

gesamte
Wirbelsäule

linke Hand   **rechte Hand**

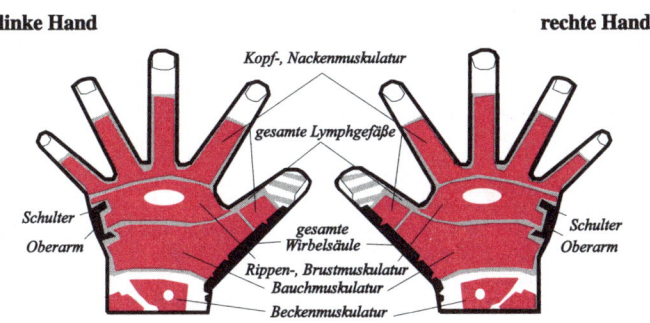

Kopf-, Nackenmuskulatur

gesamte Lymphgefäße

Schulter
Oberarm

gesamte
Wirbelsäule

Schulter
Oberarm

Rippen-, Brustmuskulatur
Bauchmuskulatur

Beckenmuskulatur

Schwerpunkte	linke Hand		rechte Hand		Technik
	innen	*außen*	*außen*	*innen*	
bei Muskelschmerzen					ableitend
sonst Zone der Muskelbeschwerden					aufbauend

5.7 Nachbehandlung von Verletzungen

Definition:

Verletzungen im Bereich der Knochen, Muskeln und Weichteile der Bewegungsorgane heilen häufig unter Narbenbildung ab. Narbengewebe ist ein Ersatzgewebe zum Auffüllen von Lücken, bei denen nach Verletzungen, Operationen oder Entzündung das normale Funktionsgewebe fehlt. Das Narbengewebe kann dessen Funktionen nur teilweise oder überhaupt nicht erfüllen. Dies führt zu Störungen der Funktion und nicht selten zu Schmerzen. Wichtig ist deshalb bei akuten Verletzungen die Zeit der Entzündung und damit, den Verlust von Funktionsgewebe so gering wie möglich zu halten. Man teilt die Zeit nach einer Verletzung in drei Abschnitte ein:

- Akutphase;
- Heilphase;
- Wiederherstellungsphase (Rehabilitation).

Beschwerdebild:

Die Akutphase wird bestimmt von der
- Entwicklung einer Entzündungsreaktion mit Schwellung und Schmerz.

In der Heilphase überwiegen
- Funktionseinschränkungen, Schonung;
- Narbenbildung.

In der Rehabilitationphase ist der entzündliche Heilprozeß abgeklungen, und es beginnt eine Phase der
- Wiedererlangung der ursprünglichen Funktionen.

Behandlungsrichtlinien:

In der Akutphase steht eine Begrenzung der Entzündung und Gewebeschädigung im Vordergrund. Sinnvolle Maßnahmen sind
⇒ Kühlen, Ruhigstellung, Entzündungshemmung.

In der Heilphase müssen
⇒ Lücken mit Narbengewebe geschlossen werden;
⇒ Entzündungsreaktionen und Schmerzen abgebaut werden.

Zur Rehabilitation dienen
⇒ Gymnastik, Muskelkräftigung, Koordinationstraining.

Vorsicht!
Nur frühzeitige und andauernde Kühlung kann eine übermäßige Schwellung und Entzündung verhindern. Oft ist die Schmerzbefreiung Voraussetzung für eine erfolgreiche Rehabilitation.

NACHBEHANDLUNG VON VERLETZUNGEN

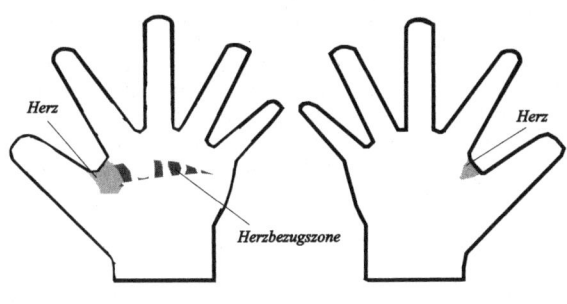

linke Hand   **rechte Hand**

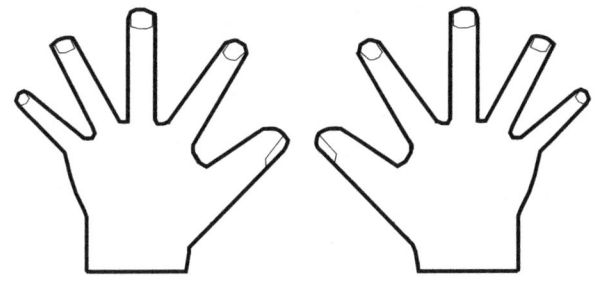

Schwerpunkte	linke Hand		rechte Hand		Technik
	innen	*außen*	*außen*	*innen*	
verletztes Körperteil *(siehe Gesamttafel)*	🖐	🖐	🖐	🖐	ableitend
———	🖐	🖐	🖐	🖐	aufbauend

5.8 Rheumatische Beschwerden

Definition:

Rheuma (*griech.* Fluß, „fließende Schmerzen") ist ein chronisches Krankheitsgeschehen mit Entzündung bestimmter Körpergewebe. Am häufigsten treten Beschwerden im Bereich der Gelenke auf. Es können aber auch innere Organe betroffen sein. Das Krankheitsgeschehen ist an das Immunsystem (Abwehrsystem des Körpers) gebunden, dessen wesentliche Aufgabe die Unterscheidung zwischen körpereigenen und fremden Stoffen ist. Giftstoffe und Krankheitserreger können erkannt und im Rahmen einer Entzündungsreaktion gezielt vernichtet werden. Gegen körpereigene Stoffe kann das Immunsystem normalerweise nicht reagieren. Wird diese Barriere jedoch überwunden, richtet sich plötzlich eine Abwehrreaktion mit Entzündung gegen bestimmte Körperstoffe, z.B. Gelenkbestandteile, und zerstört diese langsam. Für solche Fehlreaktionen des Abwehrsystems gegen eigene Stoffe (Autoimmunprozesse) besteht eine Vererbungstendenz für das Erkrankungsrisiko, sie können jedoch auch durch Infektionen mit Krankheitserregern ausgelöst werden.

Beschwerdebild:

Unter dem Begriff „Rheuma" werden viele verschiedene, entzündliche Erkrankungen zusammengefaßt. Je nach Erkrankungstyp können einzelne oder alle Gelenke betroffen sein. Spezielle Formen betreffen nur die kleineren, andere bevorzugt die großen Gelenke des Körpers. Auch anhand des Verlaufs unterscheidet man dauerhafte (chronische) oder schubweise verlaufende Formen. Häufige Formen und ihre typischen Beschwerden sind u.a.:

- Morbus Bechterew (Versteifung, morgendliche Schmerzen);
- Polyarthritis (Morgensteifigkeit, schubweise Gelenksentzündungen, bevorzugt Arm- und Beingelenke, Neigung zur Gelenkdeformierung);
- Rheumatisches Fieber (Gelenkentzündung, Herzklappen- und Nierenschäden nach Infektion mit Streptokokken);
- Periarthritis (Entzündung der gelenknahen Weichteile).

Behandlungsrichtlinien:

Bei schubweise verlaufenden Formen ist im akuten Entzündungsschub eine rasche Entzündungshemmung notwendig:
⇒ Medikamente
   chemisch: Entzündungshemmer (Diclofenac, Ibuprofen, Piroxicam, Cortison)
   biologisch: Heparin als Salbe, Gel oder Injektion
   pflanzlich: Roßkastanie, Hamamelis, Arnika, Mäusedorn, Sonnenhut, Kampfer;
⇒ physikalische Therapie (Kälte- oder Wärmeanwendungen);
⇒ Krankengymnastik, Ernährungsumstellung, Klimatherapie.

Vorsicht!
Wirksame, entzündungshemmende Medikamente haben auch Nebenwirkungen. Ihr Einsatz sollte nach Abwägung von Nutzen und Risiko in Einvernehmen zwischen Arzt und Patient erfolgen. Wichtig ist eine ausreichende und konsequente Therapie.

RHEUMATISCHE BESCHWERDEN

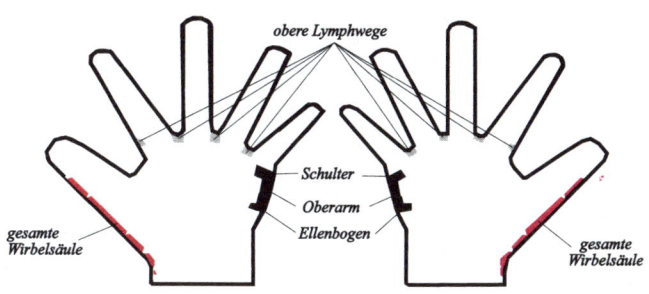

obere Lymphwege

Schulter
Oberarm
Ellenbogen

gesamte
Wirbelsäule

gesamte
Wirbelsäule

linke Hand   **rechte Hand**

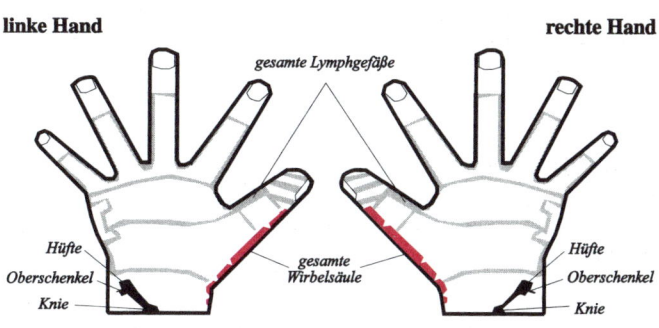

gesamte Lymphgefäße

Hüfte
Oberschenkel
Knie

gesamte
Wirbelsäule

Hüfte
Oberschenkel
Knie

Schwerpunkte	linke Hand		rechte Hand		Technik
	innen	außen	außen	innen	
gesamte Wirbelsäule, Ort der Beschwerden (siehe Gesamttafel)					ableitend
———					aufbauend

5.9 Schulterschmerzen

Definition:

Das Schultergelenk ist ein Kugelgelenk mit großem Bewegungsumfang. Der Kopf des Oberarmknochens sitzt locker in der Pfanne des Schulterblattes. Das Schulterblatt ist nur über das Schlüsselbein mit Gelenken direkt am Körper befestigt. Am Rücken wird es nur von Muskeln gehalten. Schulter und Arme werden von dem Nervengeflecht der Halswirbelsäule versorgt. Schulterbeschwerden können ihre Ursache im Schultergelenk selbst oder der unmittelbaren Umgebung haben. Oft gehen sie jedoch auch von der Halswirbelsäule aus. Häufige Krankheitsbilder des Schultergelenks sind

● Abnutzung oder Entzündungen des Gelenkes selbst (Arthrose/Arthritis);
● Entzündung der gelenkumgebenden Weichteile (Periarthritis);
● Bewegungseinschränkung durch Muskelverspannungen;
● ausstrahlende Beschwerden von der Halswirbelsäule (Cervical-Syndrom).

Beschwerdebild:

Bei allen Erkrankungen findet sich als Leitsymptom
■ schmerzhafte Bewegungseinschränkung.
Bei entzündlichen Erkrankungen treten zusätzlich auf:
■ Schwellung und Überwärmung.
Schwere Schädigungen des Nervengeflechtes im Bereich der Halswirbelsäule führen unter Umständen zu
■ Gefühlsstörungen, Lähmungen.

Behandlungsrichtlinien:

Bei akut entzündlichen Erkrankungen empfehlen sich
⇒ Kühlung, Schonung, Entzündungshemmung (s. 5.1 Beschwerden der oberen Wirbelsäule).
Zur Schmerzlinderung und Muskellockerung können eingesetzt werden:
⇒ lokale Wärmebestrahlung, Reizstromtherapie, Neuraltherapie, Quaddelungen.
Bei längerdauernden Bewegungseinschränkungen müssen durchgeführt werden:
⇒ Dehnübungen (Stretching), Gymnastik, Entlastung.

Vorsicht!
Schmerzmittel dämpfen nur die Schmerzwahrnehmung, beseitigen aber nicht die Ursachen der Schmerzen. Die Behandlung sollte deshalb frühzeitig aktive Elemente wie z.B. Gymnastik oder Stretching enthalten.

SCHULTERSCHMERZEN

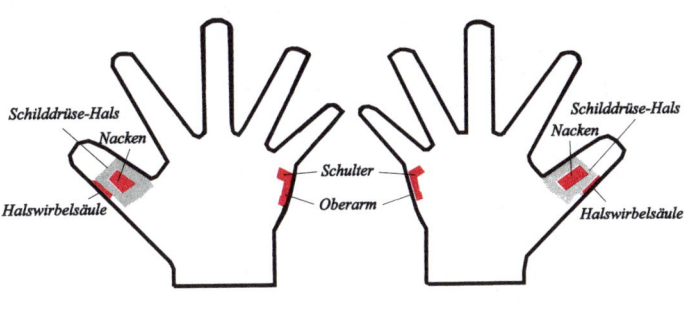

Schilddrüse-Hals
Nacken
Schulter
Oberarm
Halswirbelsäule

Schilddrüse-Hals
Nacken
Halswirbelsäule

linke Hand

rechte Hand

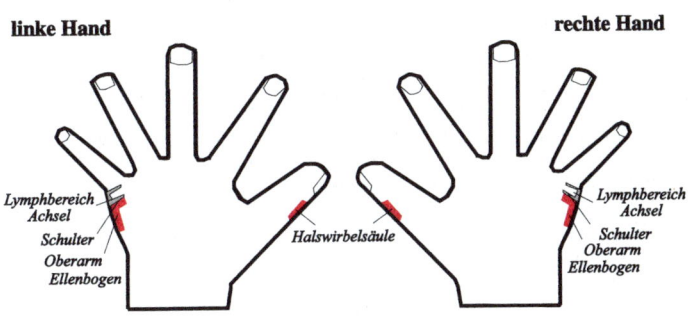

Lymphbereich
Achsel
Schulter
Oberarm
Ellenbogen

Halswirbelsäule

Lymphbereich
Achsel
Schulter
Oberarm
Ellenbogen

Schwerpunkte	linke Hand		rechte Hand		Technik
	innen	außen	außen	innen	
Halswirbelsäule, Schulter, Oberarm, Nacken					ableitend
——					aufbauend

5.10 Tennisellenbogen

Definition:

Der Tennisellenbogen (Epicondylitis humeroradialis; *lat.* epicondylus = aufsitzender Knochenwulst; humerus = Oberarmknochen; radial = Speichenseite) ist eigentlich keine Erkrankung des Ellenbogengelenkes. Der Name verdeutlicht bereits, daß bestimmte Bewegungsmuster, wie z.b. bei der Sportart Tennis, das Krankheitsbild auslösen können. Ursächlich ist eine überlastungsbedingte Verkürzung der Unterarmmuskeln, die an dem seitlichen Knochenwulst des Oberarmknochens (epicondylus) ansetzen. Die Verkürzung der Muskeln bewirkt, daß auch noch in der Ruhestellung Zugbelastung am Sehnenansatz des Muskels vorhanden ist. Dies führt zu einer ständigen Reizung der sehr empfindlichen Knochenhaut im Ansatzpunkt der Muskelsehne. Folgende Ursachen kommen für die Entstehung des Krankheitsbildes in Frage:
- Überlastung durch immer wiederkehrende Bewegungen;
- verkrampfte Haltearbeit der Hand;
- ruckartige Beschleunigungen im Handgelenk.

Beschwerdebild:

Typische Symptome bei einem Tennisellenbogen sind
- Druckschmerzen an der Außenseite des Ellenbogengelenkes;
- Schmerzen bei Beugung der Hand auf die Unterarmseite;
- schmerzhafte Schraubbewegung des Unterarms;
- Schmerzen bei maximaler Streckung und Beugung im Ellenbogengelenk.

Behandlungsrichtlinien:

In der Akutphase stehen Schmerzbehandlung und Entzündungshemmung im Vordergrund:
⇒ Kühlen, Ruhigstellung, Entzündungshemmung (s. 5.1 Beschwerden der oberen Wirbelsäule).
Längerfristig sollte über die Ursache nachgedacht werden. Häufig ist diese in einem falsch ausgeführten Bewegungsmuster bei untrainierter Unterarmmuskulatur zu finden. Folgendes Vorgehen hat sich bewährt:
⇒ Analyse der auslösenden Tätigkeiten:
  Vermeidung falscher und unnötiger Bewegungen,
  Korrektur der Bewegungstechnik, besonders beim Sport;
⇒ Dehn- und Kräftigungsübungen für die Unterarmmuskulatur.
Nur in seltenen Fällen ist eine längere Ruhigstellung notwendig, z.B. in
⇒ Tape-Verbänden (teilfixierende Pflasterverbände), Gipsverbänden.
Operative Maßnahmen bringen oft nur vorübergehend Besserung, da die eigentlichen Ursachen nicht beseitigt werden.

Vorsicht!
Stark komprimierende Verbände und Bandagen, wie sie üblicherweise im Fachhandel angeboten werden, können das Krankheitsbild noch verstärken. Die notwendige Vermeidung der Fehlbelastung und Verbesserung der Bewegungstechnik in Unterarm und Handgelenk wird hierdurch nicht erreicht.

TENNISELLENBOGEN

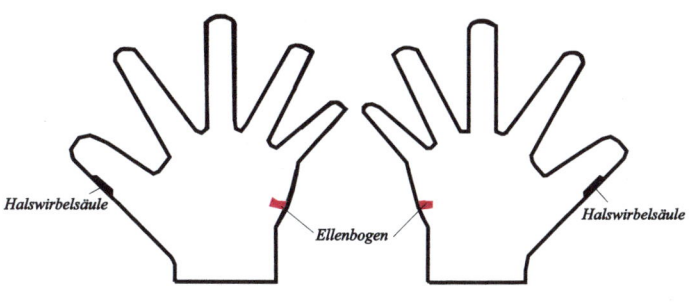

Halswirbelsäule

Ellenbogen

Halswirbelsäule

linke Hand   **rechte Hand**

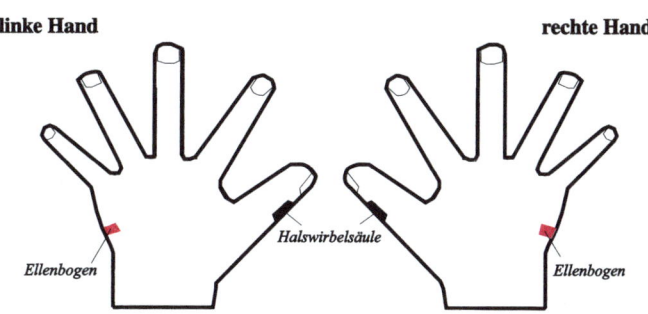

Ellenbogen

Halswirbelsäule

Ellenbogen

Schwerpunkte	linke Hand		rechte Hand		Technik
	innen	*außen*	*außen*	*innen*	
Ellenbogen					ableitend
———					aufbauend

6. Nervensystem

6.1 Hirnleistungsstörungen

Definition:

Leistungsstörungen des Gehirns können einzelne Teilbereiche seiner Funktionen oder die Gesamtleistungsfähigkeit betreffen. Wichtige Teilbereiche der Gehirnfunktionen sind
- Persönlichkeit;
- räumliche und zeitliche Orientierungsfähigkeit;
- logisches Denken, strukturierte Denkabläufe;
- Merkfähigkeit und Erinnerungsvermögen (Kurz- und Langzeitgedächtnis);
- Umweltwahrnehmung und Kontaktfähigkeit.

Dabei können als Ursachen einer Leistungseinschränkung vorliegen:
- lokal begrenzte Schädigungen (Verletzung, Schlaganfall, Blutung, Geschwülste);
- allgemeine Schädigung (Giftstoffe, Sauerstoffmangel, Druckerhöhung, Entzündung, Alterung, Substanzverlust).

Beschwerdebild:

Leichtere Funktionsstörungen einzelner Gehirngebiete können oft lange Zeit unbemerkt bestehen, da ein gewisser Ausgleich durch andere Gehirnteile erfolgen kann. Durch spezielle Untersuchungsmethoden können aber auch solche Störungen nachgewiesen werden. Häufige Zeichen von Gehirnfunktionsstörungen sind
- allgemeine Verlangsamung, Antriebslosigkeit,
- Desorientiertheit,
- Erinnerungslücken,
- Vergeßlichkeit.

Behandlungsrichtlinien:

Eine ursächliche Behandlung durch Vermeidung ist nur bei direkt schädigenden Faktoren, z.B. Giftstoffen, Lösungsmitteln, Pflanzenschutzmitteln, Alkohol und Medikamenten, möglich. Ein Ersatz der geschädigten Gehirnsubstanz durch Medikamente ist nicht möglich. In begrenztem Umfang kann die Leistung der noch vorhandenen Gehirnzellen gesteigert werden.
⇒ Durchblutungsfördernde Medikamente (s. 6.6 Schlaganfall).
Viel wichtiger ist ein ständiges Training der einzelnen Funktionsbereiche:
⇒ Schulung des Kurzzeitgedächtnisses;
⇒ Training von Bewegung und Koordination;
⇒ Schulung von Denkabläufen;
⇒ Kommunikationstraining.

Vorsicht!
Pillen, Säfte und Tropfen ersetzen nicht das ständige Training, welches nötig ist, um die Gehirnfunktionen zu erhalten. Daneben ist die allgemeine körperliche Fitneß eine wichtige Grundvoraussetzung. „Ein gesunder Geist findet sich in einem gesunden Körper."

HIRNLEISTUNGSSTÖRUNGEN

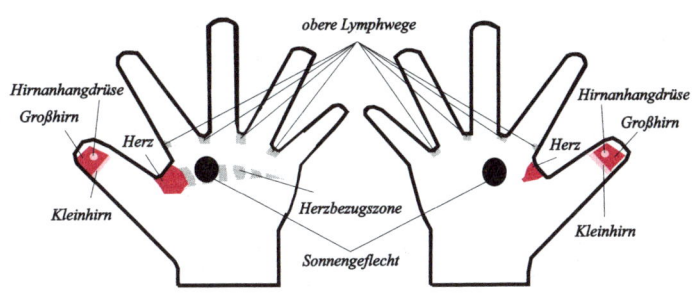

linke Hand   **rechte Hand**

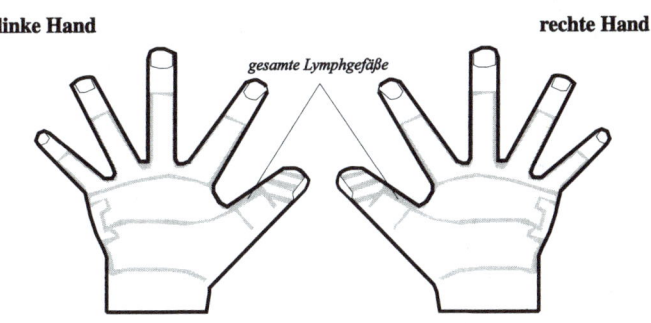

Schwerpunkte	linke Hand		rechte Hand		Technik
	innen	*außen*	*außen*	*innen*	
Gehirn, Herz					ableitend
————					aufbauend

147

6.2 Konzentrationsschwäche

Definition:

Konzentration ist die Fähigkeit, sich intensiv, gezielt und wirkungsvoll mit einer Aufgabe auseinanderzusetzen. Der Vorgang umfaßt folgende Teilbereiche:
- Erkennen des Problems;
- Ausrichten und Sammeln (Konzentrieren) der Gedanken;
- Entwickeln und Ausführen einer Lösung.

Jede Störung nur eines Teilbereiches kann dazu führen, daß eine konzentrierte Auseinandersetzung und Bewältigung von Problemen nicht möglich ist. Häufige Ursachen sind Überlagerungen und Hemmungen durch Gefühle (Emotionen). Dabei spielen folgende Faktoren eine große Rolle:
- Fähigkeit zur Streßbewältigung (Spannungs- und Entspannungsfähigkeit);
- soziales Umfeld (Familie, Beruf, gesellschaftliche Position);
- Persönlichkeit (Bildungsgrad, Reife, Erfahrungsschatz).

Beschwerdebild:

Konzentrationsstörungen können sich vielfältig äußern. Häufige Zeichen sind
- innere Unruhe, Fahrigkeit, ungezielter Bewegungsdrang;
- Ängste, Vermeidungsverhalten;
- Verdrängung, Flucht in Ersatzhandlungen.

Dabei kommt es nicht selten zur Ausbildung körperlicher Beschwerden:
- Kopfschmerzen, Kreislaufstörungen, Übelkeit, Bauchschmerzen.

Behandlungsrichtlinien:

Es handelt sich in der Regel immer um ein individuelles Problem, so daß allgemeingültige Regeln nur sehr schwer aufgestellt werden können. Konzentrationsfördernde Maßnahmen können sein:
⇒ Erlernen von Entspannungstechniken (Autogenes Training, Yoga, Muskelrelaxation);
⇒ Streßmanagement (Zeitplanung, Strukturierung von Denk- und Handlungsabläufen);
⇒ stärkere Trennung von formalem Denken und Gefühlen;
⇒ allgemeine körperliche Fitneß (Ausdauersport, mentales Training).

Vorsicht!
Beruhigende und hirnleistungssteigernde Medikamente sind keine sinnvollen Maßnahmen, um die Konzentrationsfähigkeit zu steigern. Ihr zunehmender Einsatz bei Kindern ist problematisch, da hierdurch der Erwartungsdruck eher noch steigt, ohne daß wirkliche Hilfe zur Lösung der Probleme angeboten wird. Die emotionale Überreizung durch übermäßigen Medienkonsum, insbesondere Fernsehen, mangelnde körperliche Bewegung und Störungen des familiären und sozialen Umfeldes lassen sich mit Medikamenten nicht beseitigen.

KONZENTRATIONSSCHWÄCHE

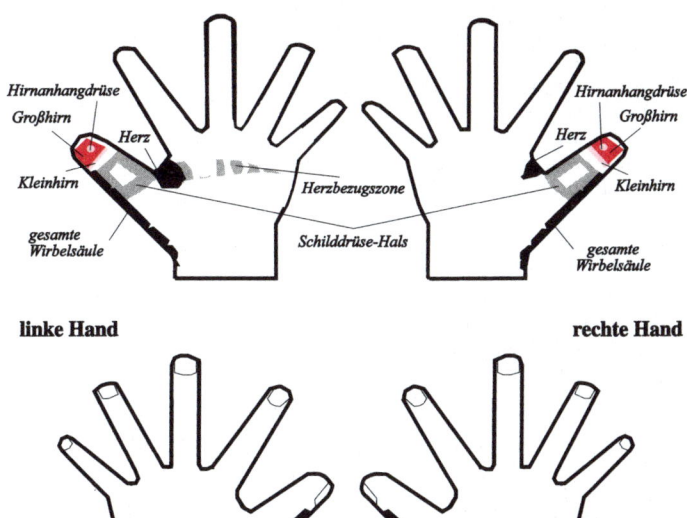

linke Hand   **rechte Hand**

Schwerpunkte	linke Hand		rechte Hand		Technik
	innen	*außen*	*außen*	*innen*	
———					ableitend
Gehirn					aufbauend

149

6.3 Lähmungen

Definition:

Lähmungen (*griech.* paresis = Erschlaffung) sind die Folge einer Schädigung von muskelsteuernden Nerven. Dabei kann es sich um

- Störungen des Gehirns oder Rückenmarkes oder
- Störungen der Nerven zwischen Rückenmark und Muskeln handeln.

In der Regel kommt es dabei zu einer

- Erschlaffung der direkt betroffenen Muskeln und
- vermehrten Tätigkeit der Gegenspieler durch Wegfall der gegenseitigen Hemmung.

Vielfältige Ursachen können Nervenlähmungen auslösen:

- direkte Verletzungen;
- Sauerstoffmangel im Nervengewebe;
- vorübergehende Schädigung durch Entzündung oder Druck;
- Funktionsstörungen durch Gifte (z.B. Narkosemittel).

Beschwerdebild:

Im Versorgungsgebiet des betroffenen Nerven finden sich

- Erschlaffung der Muskeln;
- Ausfall bestimmter Bewegungen;
- Veränderungen von Durchblutung und Stoffwechsel.

Bei langanhaltender oder dauerhafter Schädigung kommt es zu

- Einsteifung von Gelenken;
- Verkümmern der Muskeln.

Behandlungsrichtlinien:

Um Heilung oder Schadensbegrenzung zu erzielen, muß die auslösende Ursache möglichst rasch beseitigt werden. Besonders bei Entzündung und Druckschädigung ist eine frühzeitige und wirkungsvolle Behandlung wichtig:

⇒ Entzündungshemmung (Diclofenac, Piroxicam, Ibuprofen);
⇒ Abschwellung (Cortison);
⇒ nervenspezifische Vitamine (B1, B6, B12).

Sind die Nervenzellen durch Verletzung oder starke Schädigung abgestorben, ist eine Regenerierung nicht mehr möglich. Besserung kann dann nur durch Nutzung von Reserven und Erlernen neuer Bewegungsmuster erzielt werden. Hierfür eignen sich:

⇒ Krankengymnastik, Elektrostimulation, Reflexzonentherapie.

Vorsicht!
Lähmungen sind ernsthafte Funktionsstörungen des Nervensystems, und ihre Bedeutung kann von Laien nicht exakt eingeschätzt werden. Eine Behandlung muß immer frühzeitig beginnen, da sonst das Risiko bleibender Schäden mit der Zeit zunimmt.

LÄHMUNGEN

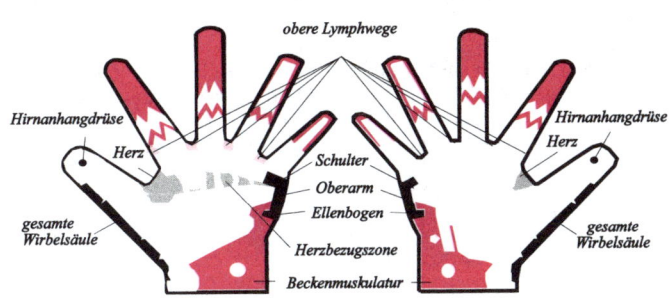

obere Lymphwege

Hirnanhangdrüse
Herz
gesamte Wirbelsäule

Schulter
Oberarm
Ellenbogen
Herzbezugszone
Beckenmuskulatur

Hirnanhangdrüse
Herz
gesamte Wirbelsäule

linke Hand   **rechte Hand**

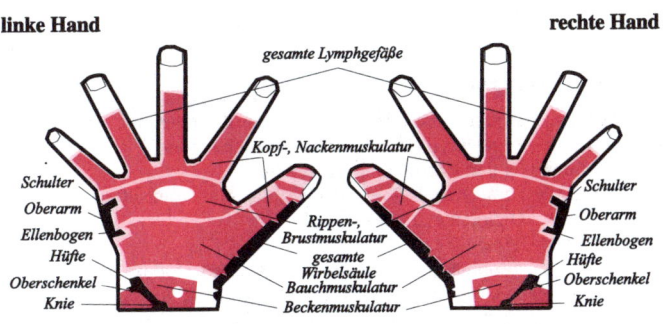

gesamte Lymphgefäße

Kopf-, Nackenmuskulatur

Schulter
Oberarm
Ellenbogen
Hüfte
Oberschenkel
Knie

Rippen-,
Brustmuskulatur
gesamte
Wirbelsäule
Bauchmuskulatur
Beckenmuskulatur

Schulter
Oberarm
Ellenbogen
Hüfte
Oberschenkel
Knie

Schwerpunkte	linke Hand		rechte Hand		Technik
	innen	*außen*	*außen*	*innen*	
———	🖐	🖐	🖐	🖐	ableitend
gesamte Lymphgefäße, *gesamte Muskulatur*	🖐	🖐	🖐	🖐	aufbauend

151

6.4 Nervenentzündung

Definition:

Eine Nervenentzündung (Neuritis; *griech.* neuros = Nerv, *lat.* -itis = Entzündung) kann durch verschiedene Faktoren ausgelöst werden:
- Infektion mit Krankheitserregern;
- Giftstoffe;
- Störungen des Abwehrsystems (Autoimmunprozesse, s. 5.8 Rheumatische Beschwerden);
- physikalische Reize.

Die Entzündungsreaktion am Nerv führt in dem dazugehörigen Versorgungsgebiet zu Funktionsstörungen. Handelt es sich um Empfindungsnerven, treten Gefühlsstörungen (Parästhesien) oder Gefühllosigkeit (Anästhesie) auf. Bei Bewegungsnerven kommt es zu Lähmungen, Koordinationsstörungen oder Verkrampfungen.

Beschwerdebild:

Leitsymptome von Nervenentzündungen sind
- Schmerzen,
- Lähmungen,
- Gefühlsstörungen.

Behandlungsrichtlinien:

Da ein Nachweis der verursachenden Faktoren nur selten gelingt, beschränkt sich die Behandlung in der Regel auf die Linderung der Beschwerden:
⇒ Schmerzlinderung und Entzündungshemmung

medikamentös: Paracetamol, Acetylsalicylsäure, Novaminsulfon, Tramadol, Diclofenac, Piroxicam, Heparin

physikalisch: kühlen

alternativ: Akupunktur, Entspannungstechniken, Reflexzonenmassage.

Bei Lähmungen und Gefühlsstörungen können angewendet werden:
⇒ Elektrostimulation (Stangerbäder, Reizstrom), Krankengymnastik.

Vorsicht!
Plötzlich auftretende Lähmungen, Gefühlsstörungen oder Funktionsstörungen der Sinnesorgane und des Erinnerungsvermögens können auch Folgen eines Schlaganfalles sein. In Zusammenhang mit starken Kopfschmerzen muß eine Gehirnblutung ausgeschlossen werden. Nervenfunktionsstörungen gehören immer ärztlich abgeklärt. Je früher eine gezielte Behandlung begonnen wird, um so größer ist die Chance einer Heilung oder Minderung von bleibenden Folgeschäden.

NERVENENTZÜNDUNG

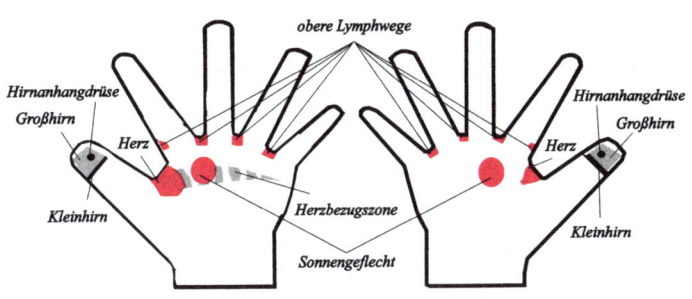

obere Lymphwege

Hirnanhangdrüse
Großhirn
Herz
Kleinhirn

Hirnanhangdrüse
Großhirn
Herz
Kleinhirn

Herzbezugszone

Sonnengeflecht

linke Hand
rechte Hand

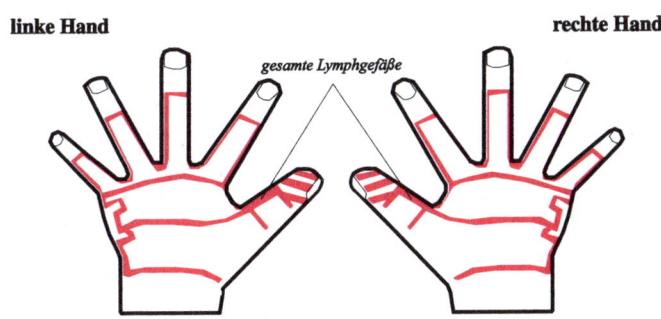

gesamte Lymphgefäße

Schwerpunkte	linke Hand		rechte Hand		Technik
	innen	außen	außen	innen	
gesamte Lymphgefäße, Herz, Sonnengeflecht					ableitend
–––––					aufbauend

6.5   Nervosität

Definition:

Bei einer Nervosität (*griech.* Neurasthenie = Nervenschwäche) bestehen gleichzeitig
● übermäßige, psychische Erregbarkeit;
● schnelle Erschöpfung.
Das Krankheitsbild betrifft besonders die Gefühlsebenen (Emotionen) und den vegetativen Bereich (Steuerung der Organfunktionen). Äußere Einflüsse und innere Erkrankungen des Körpers selbst können das Beschwerdebild auslösen. Häufige Ursachen sind
● Streß und Konflikte (beruflich, familiär, gesellschaftlich);
● emotionale Erregung, Überforderung;
● Hormonstörungen (Schilddrüsenüberfunktion, Wechseljahre).

Beschwerdebild:

Psychische Zeichen der Nervosität sind
■ Unruhe;
■ starke Gefühlsschwankungen;
■ Wechsel von Überaktivität und Erschöpfung.
Gleichzeitig bestehen oft Störungen im vegetativen Bereich:
■ unklare Schmerzen;
■ Schlafstörungen;
■ Verdauungsstörungen;
■ Schwitzen.

Behandlungsrichtlinien:

Wichtig ist eine gründliche Analyse der Situation, um die auslösenden Faktoren aufzudecken. Da dies dem Betroffenen selbst in der Akutphase kaum möglich ist, bedarf es bei ausgeprägter Symptomatik fremder Hilfe. Medikamente sollten nur kurzfristig als „Sprungbrett" in eine Selbsterkenntnis und Bearbeitung der Probleme benutzt werden. In der Regel kommen psychisch dämpfende Stoffe zum Einsatz:
⇨ psychisch dämpfende Medikamente
   chemisch: Benzodiazepine, Neuroleptika, Antidepressiva
   pflanzlich: Baldrian, Hopfen, Johanniskraut, Kavawurzel, Passionsblume, Melisse;
⇨ Entspannungstechniken;
⇨ körperliches Ausdauertraining;
⇨ bewußte Lebensführung.

Vorsicht!
Psychisch dämpfende Medikamente führen sehr rasch zu einer Abhängigkeit. Für fast alle chemischen Substanzen ist eine körperliche und psychische Abhängigkeit nachgewiesen. Diese Stoffe dürfen nur unter ärztlicher Kontrolle eingesetzt werden. Bei pflanzlichen Präparaten wird zumindest eine vorübergehende, psychische Abhängigkeit diskutiert, körperliche Entzugserscheinungen treten in der Regel nicht auf.

NERVOSITÄT

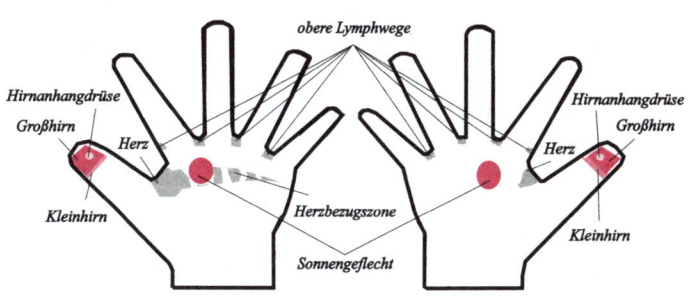

obere Lymphwege

Hirnanhangdrüse
Großhirn
Herz
Kleinhirn
Herzbezugszone
Sonnengeflecht

Hirnanhangdrüse
Großhirn
Herz
Kleinhirn

linke Hand
rechte Hand

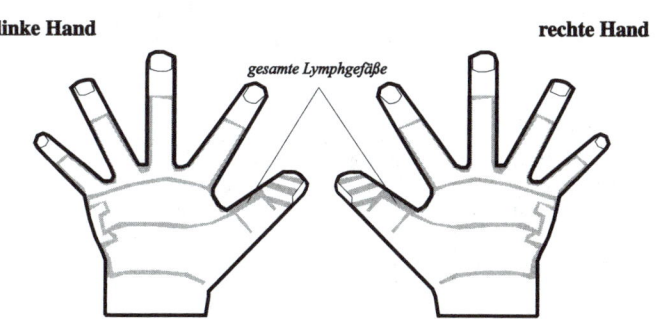

gesamte Lymphgefäße

Schwerpunkte	linke Hand		rechte Hand		Technik
	innen	*außen*	*außen*	*innen*	
Gehirn, Sonnengeflecht					ableitend
———					aufbauend

6.6 Schlaganfall

Definition:

Ursache eines Schlaganfalles (*griech.* apoplex = Hinstreckung) ist ein akuter Sauerstoffmangel im Gehirn, häufig als Folge von Durchblutungsstörungen. Da die Gehirnzellen sehr empfindlich auf einen Sauerstoffmangel reagieren, kommt es bei einem längeren Anhalten der Durchblutungsstörungen zum Absterben der Gehirnzellen. Gehirnzellen sind nicht vermehrungsfähig, so daß ein Verlust immer mit Funktionsstörungen des Gehirns verbunden ist. Kleinere, begrenzte Ausfälle können durch die vorhandenen Reserven ersetzt werden, größere Verluste führen dagegen zu bleibenden Schäden. Als Ursachen für Durchblutungsstörungen kommen in Frage:
- Veränderungen der gehirnversorgenden Blutgefäße;
- Störungen des Herz-Kreislauf-Systems;
- Blutgerinnungsstörungen;
- Erhöhung des Schädeldruckes durch Schwellung bei Verletzungen oder Blutungen.

Beschwerdebild:

Häufige Beschwerden im Rahmen von Gehirndurchblutungsstörungen sind
- Schwindel;
- Kopfschmerzen;
- kurzzeitiger Bewußtseinsverlust, Orientierungsstörungen;
- Sprachstörungen, Hörstörungen, Gedächtnisstörungen;
- Lähmungen, Gefühlsstörungen.

Behandlungsrichtlinien:

Grundvoraussetzung einer wirksamen Behandlung ist die Abklärung der Ursache der Durchblutungsstörungen. Vorrangig ist der Ausschluß von
⇒ Herzrhythmusstörungen, Gefäßverschlüssen, Eindickung des Blutes.
Entsprechend wichtig ist eine Verminderung sogenannter Risikofaktoren:
⇒ Zuckerkrankheit, Bluthochdruck, erhöhte Blutfette, Übergewicht.
Außerhalb der Schädelhöhle gelegene Gefäßeinengungen können ohne großen technischen Aufwand chirurgisch saniert werden. Liegen allgemeine Gefäßveränderungen vor, können durchblutungsfördernde Medikamente eingesetzt werden.
⇒ Durchblutungsfördernde Medikamente
   chemisch: Pentoxifyllin, Naftifuryl, Dihydroergotoxin, Nimodipin, Piracetam
   pflanzlich: Gingko, Weißdorn, Gänsefingerkraut.
Zum Erhalt der Leistungsfähigkeit und zur Aktivierung bisher ungenützter Gehirnbereiche dienen:
⇒ Training von Merkfähigkeit und Erinnerungsvermögen, Pflege geistiger Interessen.

Vorsicht!
Bei Verdacht auf Vorliegen eines Schlaganfalles sollte die Behandlung frühzeitig einsetzen. Schlaganfälle sind mit zunehmendem Alter eine häufige Erkrankung und stellen für den Betroffenen eine akute Lebensbedrohung dar.

SCHLAGANFALL

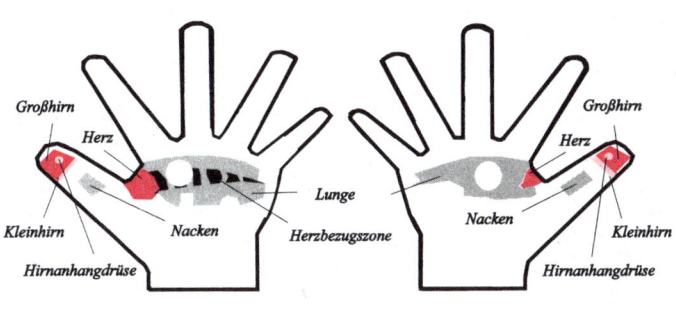

Großhirn

Herz

Kleinhirn   Nacken

Hirnanhangdrüse

Lunge

Herzbezugszone

Großhirn

Herz

Nacken   Kleinhirn

Hirnanhangdrüse

linke Hand   **rechte Hand**

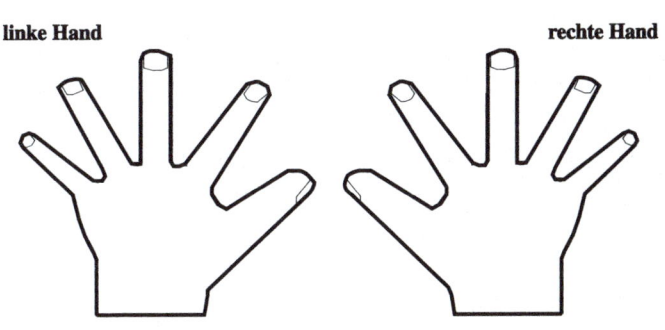

Schwerpunkte	linke Hand		rechte Hand		Technik
	innen	*außen*	*außen*	*innen*	
Gehirn, Herz					ableitend
——					aufbauend

6.7 Schwindel

Definition:

Schwindel (Vertigo; *lat.* vertere = drehen) kann viele Ursachen haben:
● Erkrankungen der Halswirbelsäule;
● Veränderungen an den gehirnversorgenden Gefäßen, Kreislaufstörungen;
● Erkrankungen des Ohres (Hör- und Gleichgewichtsorgane);
● Erkrankungen des Gehirns;
● psychische Störungen.
Das Gehirn benötigt für eine ungestörte Funktion gleichmäßige Durchblutungsverhältnisse. Die zwei Halsschlagadern auf der Vorderseite und die beiden hinten gelegenen Wirbelarterien versorgen das Gehirn im Schädelinneren mit Blut. Bei Halswirbelsäulenschäden kann es zum mechanischen Abdrücken der Wirbelarterien kommen. Die Halsschlagadern können durch Ablagerungen oder Blutgerinnsel eingeengt werden. Wechselnde Durchblutungsverhältnisse lösen dann über das Gleichgewichtsorgan den Schwindel aus. Häufige Ursachen sind auch labile Kreislaufverhältnisse, wobei ein zu niedriger oder zu hoher Blutdruck vorliegen kann. Seltener sind Erkrankungen des Gehirns selbst, wie z.b. Schlaganfälle oder Entzündungen, die Ursache von Schwindel.

Beschwerdebild:

Schwindel umfaßt vor allem
■ Steh- und Gehunsicherheit, Taumeln, Koordinationsprobleme;
■ Hör und Sehstörungen;
■ Kopfschmerzen.
Bei starkem Schwindel finden sich zusätzlich vegetative Zeichen:
■ Übelkeit, Erbrechen;
■ Müdigkeit, Abgeschlagenheit.
Im Extremfall kommt es zu
■ Kollaps, vorübergehender Bewußtlosigkeit.

Behandlungsrichtlinien:

Wird der Schwindel durch Veränderungen der Halswirbelsäule ausgelöst, helfen
⇒ Muskellockerung, Dehnübungen, Gymnastik, Entspannungstechniken;
⇒ schmerzstillende und entzündungshemmende Medikamente (s. 5.1).
Bei Kreislaufstörungen sind folgende Maßnahmen sinnvoll:
⇒ Tonisierung der Gefäße
   physikalisch: Hydrotherapie nach Kneipp
   medikamentös: Weißdorn, Gingko, Rauwolfia, Ergotamine.
Gefäßverengungen außerhalb des Schädels können normalerweise relativ einfach operativ versorgt werden. Die Behandlungsmöglichkeiten von Ursachen im Schädelinneren sind dagegen eingeschränkt.

> **Vorsicht!**
> Schwindel beim älteren Menschen kann Vorbote eines drohenden Schlaganfalles oder Auswirkung ernsthafter Herz-Kreislauf-Erkrankungen sein.

SCHWINDEL

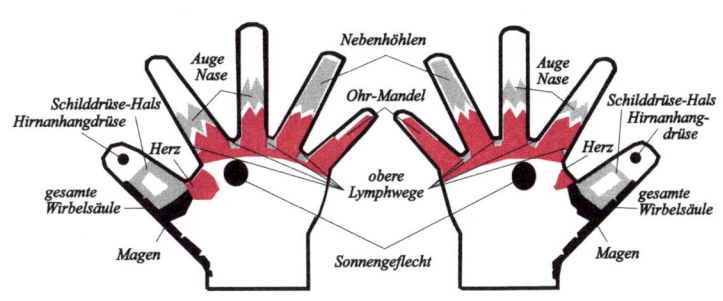

linke Hand   **rechte Hand**

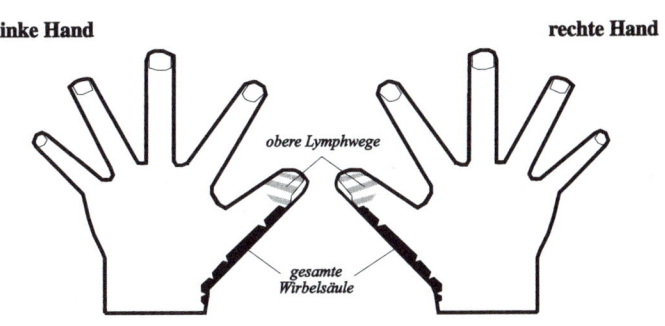

Schwerpunkte	linke Hand		rechte Hand		Technik
	innen	*außen*	*außen*	*innen*	
Herz, Ohr-Mandel					ableitend
———					aufbauend

7. Haut

7.1 Ekzem

Definition:

Unter dem Begriff „Ekzem" (*griech.* ekzeo = koche auf) sind Hauterkrankungen mit ähnlichem Erscheinungsbild, aber unterschiedlicher Ursache zusammengefaßt. Allen gemeinsam ist eine Entzündungsreaktion der Haut mit oft chronischem Verlauf. Das äußere Erscheinungsbild ist in der Akutphase geprägt von Rötung, Bläschen, Pusteln. Schuppung, Rißbildung und Schrunden sind Zeichen eines chronischen Verlaufs. Man unterscheidet auf Grund der Ursache folgende häufig auftretende Formen:

- Atopisches Ekzem (Neurodermitis)   – allgemeine Allergiebereitschaft;
- Seborrhoisches Ekzem   – mangelnde Hautschuppenhaftung bei Überfettung;
- Mikrobielles Ekzem   – Entzündung durch Befall mit Bakterien oder Pilzen;
- Kontaktekzem   – lokale Allergie bei Kontakt mit bestimmten Stoffen;
- Dyshydrotisches Ekzem   – Überfeuchtung und Austrocknung.

Beschwerdebild:

Der Neurodermitis ist ein eigenes Kapitel gewidmet. Für die übrigen Formen gelten folgende Besonderheiten:

- Seborrhoisches Ekzem:
  bevorzugt an behaarten Hautstellen, Rücken und Brust, fettige und schuppende Haut mit entzündlichen Pusteln, Juckreiz;
- Mikrobielles Ekzem:
  ringförmige Herde, bevorzugt an Armen und Beinen, besonders in feuchten Hautfalten;
- Kontaktekzeme:
  Abzeichnung der Kontaktfläche, starke Rötung und Juckreiz, häufig auf Metalle (Kupfer, Nickel, Chrom), Waschmittel, Kosmetika;
- Dyshydrotisches Ekzem:
  zunächst Überfeuchtung, später Austrocknung, Rißbildung, häufig an Handinnenflächen und Fußsohlen.

Behandlungsrichtlinien:

Die Behandlung richtet sich nach der Ursache und dem Stadium (akut oder chronisch). Folgende Behandlungsrichtlinien sind zu beachten:
⇒ fettige Haut muß entfettet werden (Seifen, alkoholische Lösungen);
⇒ Einsatz von Hemmstoffen bei Befall mit Krankheitserregern;
⇒ Kontaktallergene müssen gemieden werden;
⇒ stark entzündliche und allergische Formen bessern sich rasch unter kurzzeitiger, lokaler Cortisonbehandlung;
⇒ bei chronischen Formen werden rückfettende Salben und Pasten eingesetzt.

Vorsicht!
In der Akutphase müssen Ekzeme rasch und wirkungsvoll behandelt werden. Oberflächlich wirkende Cortisone sind hierbei oft unverzichtbar. Umfang und Dauer einer Cortisonbehandlung müssen ärztlich kontrolliert werden. Im beschwerdefreien Intervall ist eine konsequente Hautpflege wichtig.

EKZEM

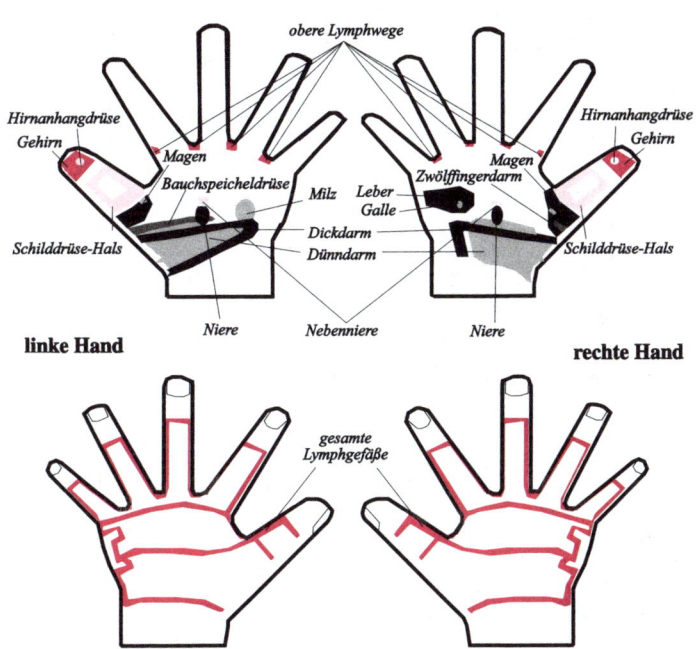

linke Hand **rechte Hand**

Schwerpunkte	linke Hand		rechte Hand		Technik
	innen	außen	außen	innen	
Großhirn, Hirnanhangdrüse, *Schilddrüse, Nebenniere,* *gesamte Lymphgefäße*					ableitend
———					aufbauend

7.2 Juckreiz

Definition:

Juckreiz (Pruritus; *lat.* prurio = jucken) ist eigentlich keine eigenständige Erkrankung, sondern ein Symptom, das bei vielen verschiedenen Erkrankungen auftreten kann:
- stark ausgetrocknete, rissige Haut (Eksikation);
- allergische Reaktionen (s. 7.4 Neurodermitis, 7.1 Kontaktekzem, 1.2 Heuschnupfen);
- Befall der Haut mit Parasiten, Bakterien und Pilzen;
- Organerkrankungen (Leber, Tumoren, Nierenfunktionsstörungen);
- Hormonumstellungen (Schwangerschaft, Wechseljahre, Schilddrüsenfunktionsstörungen);
- allgemeine Infektionserkrankungen (Viruserkrankungen, Scharlach, Pilzerkrankungen des Darmes).

Beschwerdebild:

Neben entzündlichen Veränderungen liegt häufig eine Aktivierung der histaminfreisetzenden Zellen vor. Histamin ist eine adrenalinverwandte Vermittlersubstanz bei allergischen Reaktionen. Neben dem Juckreiz selbst kommt es zu
- Aktivierung des Streßsystems, Reizbarkeit;
- Unruhe, Schlafstörungen;
- Verletzung der Haut durch Kratzspuren;
- zusätzlichen Infektionen mit Krankheitserregern.

Behandlungsrichtlinien:

Bei bekannten Ursachen sollte die Behandlung auch hier ansetzen. Oft ist jedoch die auslösende Ursache nicht direkt erkennbar. Allgemein gültige Behandlungsrichtlinien sind
⇒ Vermeidung einer Austrocknung durch scharfe Reinigungsmittel und häufiges, heißes Duschen oder Baden, regelmäßige Hautpflege;
⇒ gezielte Behandlung von Parasiten und Krankheitserregern;
⇒ Vermeidung von schädigenden Stoffen bei Lebererkrankungen;
⇒ ausreichende, tägliche Trinkmenge, besonders bei Nierenschwäche;
⇒ juckreizlindernde Behandlung
   innerlich: Antihistaminika
   äußerlich: gerbsäurehaltige Bäder und Cremes,
   Fettsalben und -cremes,
   Cortisonpräparate,
   antimikrobielle Kombinationspräparate,
   cortisonähnliche Salben (Bufexamac).

Vorsicht!
Juckreiz sollte frühzeitig behandelt werden. Kratzen führt zur entzündlichen Wundheilung, die wiederum Juckreiz auslösen kann. Bei schwerem, quälendem Juckreiz kann Cortison kurzzeitig auch innerlich eingesetzt werden.

JUCKREIZ

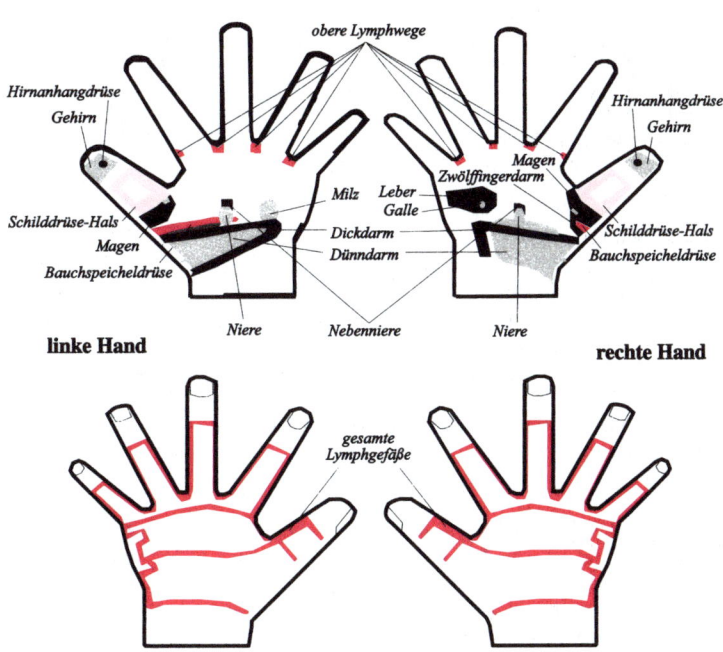

obere Lymphwege

Hirnanhangdrüse
Gehirn

Magen
Zwölffingerdarm

Hirnanhangdrüse
Gehirn

Milz Leber
Galle

Schilddrüse-Hals
Magen
Bauchspeicheldrüse

Dickdarm
Dünndarm

Schilddrüse-Hals
Bauchspeicheldrüse

Niere   Nebenniere   Niere

linke Hand   **rechte Hand**

gesamte
Lymphgefäße

Schwerpunkte	linke Hand		rechte Hand		Technik
	innen	*außen*	*außen*	*innen*	
Bauchspeicheldrüse, *Schilddrüse,* *gesamte Lymphgefäße*					ableitend
					aufbauend

165

7.3 Nesselsucht

Definition:

Bei der Nesselsucht (Urticaria; *lat.* urtica = Brennessel) kommt es zu einer flüchtigen Quaddelbildung auf scheinbar gesunder Haut. Quaddeln sind Hautschwellungen durch Flüssigkeitseinlagerung in die Haut mit Aktivierung des Allergiesystems. Die Quaddelbildung geht häufig mit starkem Juckreiz einher und kann durch verschiedene Faktoren ausgelöst werden:

- mechanische Reizung (Druck, Scherung, Reibung);
- Nahrungsmittel;
- chemische Reize;
- Medikamente;
- Ausscheidungsprodukte von Bakterien, Pilzen oder Parasiten;
- psychische Übererregbarkeit.

Beschwerdebild:

- Die Quaddeln treten oft plötzlich und unerwartet auf und verschwinden nach einer bestimmten Zeit wieder.
- Die Haut zeigt vor und nach dem Auftreten keine erkennbaren Veränderungen.
- Häufig finden sich bei starkem Juckreiz Kratzspuren.
- Im Schub lassen sich oft an beliebiger Stelle durch Hautreizungen neue Quaddeln auslösen.
- Zeichen einer psychogenen Komponente ist das Auftreten in Streßsituationen, z.B. bei Prüfungen.

Behandlungsrichtlinien:

Die flüchtigen Quaddeln stellen für die Betroffenen keine akute Gefährdung dar. Ihr unverhofftes und oft massives Auftreten kann jedoch für den einzelnen sehr quälend sein. Folgende Punkte sollten beachtet werden:

⇒ Ausschluß von Infektionsherden im Körper;
⇒ Analyse der auslösenden Situationen, z.B. Nahrungsaufnahme, psychische Belastung;
⇒ Austestung durch Diäten oder gezielte Provokation;
⇒ Entspannungstechniken, Konflikt- und Angstbewältigung bei psychogener Komponente;
⇒ in der Akutphase wirken Antihistaminika und Corticoide (s. 7.2 Juckreiz).

Vorsicht!
Oft gelingt es nicht, die auslösende Ursache herauszufinden. Eine vorbeugende Medikamentenbehandlung ohne Nebenwirkungen ist nicht möglich. Entspannungstechniken, Reflexzonentherapie oder mentales Training können zu einer besseren Bewältigung der Akutsituation beitragen.

NESSELSUCHT

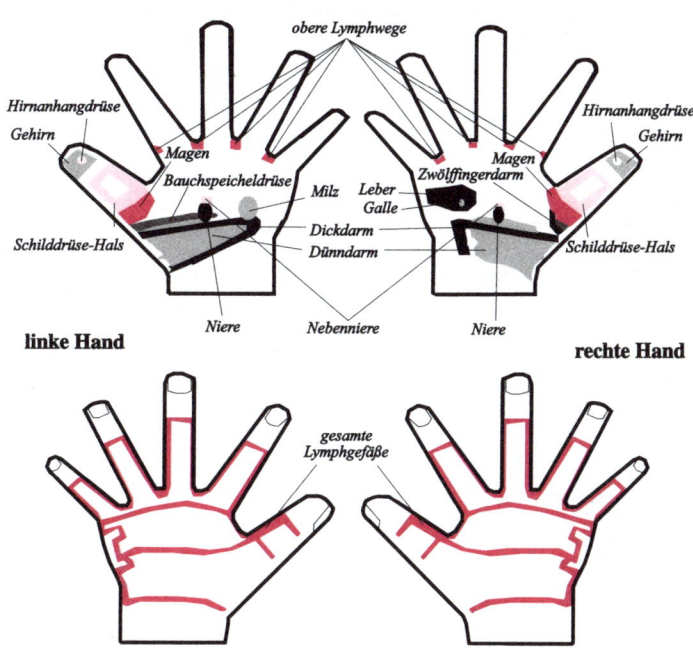

linke Hand   **rechte Hand**

Schwerpunkte	linke Hand		rechte Hand		Technik
	innen	*außen*	*außen*	*innen*	
Magen, Hirnanhangdrüse, Schilddrüse, Nebenniere, gesamte Lymphgefäße					ableitend
———					aufbauend

7.4 Neurodermitis

Definition:

Neurodermitis ist eine häufige Form der Ekzeme (s. 7.1). Es handelt sich dabei um eine allergische Erkrankung, die man gemeinsam mit dem Asthma (s. 2.2) und dem Heuschnupfen (s. 1.2) als „atopische Erkrankungen" bezeichnet. Neurodermitis wird familiär vererbt. Die Erkrankung beginnt oft schon in früher Kindheit und bleibt in der Regel lebenslang bestehen. Vielfältige Faktoren können die Erkrankung auslösen:
- Allergene (Hausstaubmilben, Medikamente, Nahrungsmittel, Kosmetika);
- klimatische Reize, Jahreszeiten (Frühjahr und Winter);
- Umweltbelastungen (Luftverschmutzung);
- seelische Faktoren (Streß, Konflikte, Ängste).

Beschwerdebild:

Wie für Ekzeme typisch, finden sich bei der Neurodermitis
- entzündliche, juckende, gerötete Hauterscheinungen.

Bevorzugt treten die Hautveränderungen an folgenden Stellen auf:
- Beugeseiten der Knie- und Ellenbogengelenke;
- Kopfhaut, Haaransatz;
- Hände.

Zusammen mit der Neurodermitis finden sich folgende Begleiterkrankungen:
- Heuschnupfen und Asthma;
- Hautvereiterungen (Furunkel).

Behandlungsrichtlinien:

Da oft mehrere Faktoren gleichzeitig für die Auslösung der Neurodermitis in Frage kommen, sollte die Behandlung von Beginn an breit gefächert werden:
⇒ Vermeidung von auslösenden Stoffen (Nahrungsmittel, Staub, etc.);
⇒ intensive Hautpflege;
⇒ frühzeitige Behandlung mit allergiedämpfenden und entzündungshemmenden Medikamenten (s. 7.1 Ekzem, 7.2 Juckreiz);
⇒ psychische Stabilisierung (Entspannungstechniken, Streßmanagement, Konfliktbewältigung);
⇒ Reiztherapien (Klimakuren, Entschlackung, Eigenblutbehandlung, UV-Licht-Bestrahlungen).

Vorsicht!
Kurzzeitige und intensive Behandlung mit hochwirksamen Medikamenten, z.B. Cortisonsalben, schadet weniger als eine dauerhafte, unregelmäßige und unvollständige Behandlung.

NEURODERMITIS

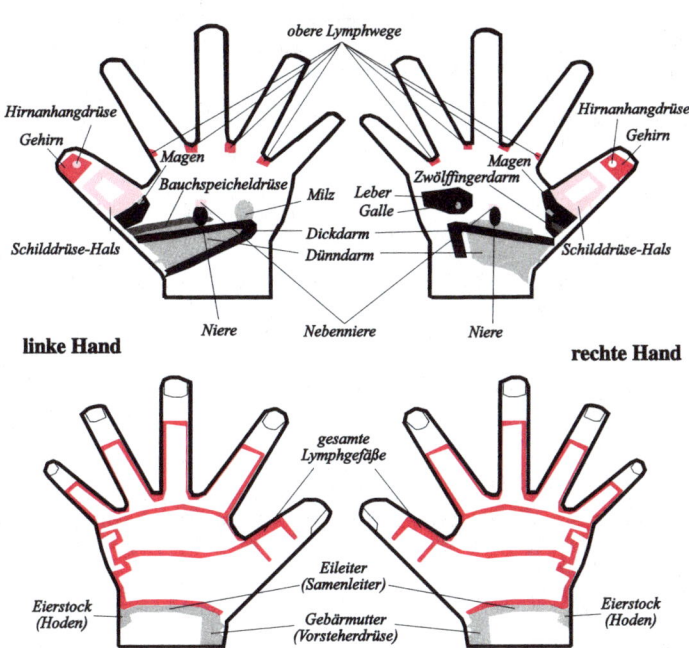

obere Lymphwege

Hirnanhangdrüse
Gehirn
Magen
Bauchspeicheldrüse
Milz
Leber
Galle
Zwölffingerdarm
Magen
Hirnanhangdrüse
Gehirn
Schilddrüse-Hals
Dickdarm
Dünndarm
Schilddrüse-Hals
Niere
Nebenniere
Niere

linke Hand　　　　　　　　　　　　　　　**rechte Hand**

gesamte
Lymphgefäße
Eileiter
(Samenleiter)
Eierstock
(Hoden)
Gebärmutter
(Vorsteherdrüse)
Eierstock
(Hoden)

Schwerpunkte	linke Hand		rechte Hand		Technik
	innen	*außen*	*außen*	*innen*	
Großhirn, Hirnanhangdrüse, Schilddrüse, Nebenniere, gesamte Lymphgefäße					ableitend
———					aufbauend

7.5 Schuppenflechte

Definition:

Die Schuppenflechte (Psoriasis; *griech.* psora = Krätze, Räude) ist eine häufig auftretende Hautkrankheit, unter der etwa 2% der europäischen Bevölkerung leiden. Die Veranlagung zur Erkrankung wird familiär vererbt, die Erkrankung selbst wird jedoch von anderen Faktoren, z.B. seelischen Belastungen und Umwelteinflüssen, ausgelöst. Ursache ist eine überschießende Verhornung der Haut, bei der die Zellneubildung bis zum 10fachen des Normalen gesteigert sein kann. Die Psoriasis verläuft meist in Schüben, und neben der Haut können auch Finger- und Zehennägel sowie die großen Gelenke befallen sein. In voller Ausprägung tritt die Psoriasis in der Regel erst im Erwachsenenalter auf.

Beschwerdebild:

Typisches Zeichen sind die Hauterscheinungen und Nagelveränderungen:
- scharf begrenzte Herde mit Rötung und Schuppung;
- nach Abschuppung verletzliche, leicht blutende, ausgedünnte Haut;
- Schuppung der Kopfhaut;
- Tüpfelung der Nägel (napfförmige Einbuchtungen der Nageloberfläche);
- Krümelnägel (krümelige Zerstörung der Nagelplatte).
Bei schweren Formen finden sich zusätzlich
- Gelenkschwellungen und -verformungen.

Behandlungsrichtlinien:

Im akuten Schub kommen folgende Behandlungsprinzipien zur Geltung:
⇒ Entschuppung
   Salicylsäurepräparate;
⇒ Entzündungshemmung, Hautnormalisierung
   Teerpräparate,
   Schwefelpräparate,
   Cortisonpräparate,
   pflanzliche Präparate (Calendula, Arnika, Stiefmütterchen, Veilchen);
⇒ Lichttherapie;
⇒ Klimawechsel;
⇒ Entspannung.

Vorsicht!
Bei der Behandlung mit Salben, Bädern und Lösungen ist die richtige Abfolge der Behandlung entscheidend. Entzündungshemmende, hautnormalisierende Präparate können erst nach Entfernung der Schuppenhaut ihre volle Wirkung entfalten.

SCHUPPENFLECHTE

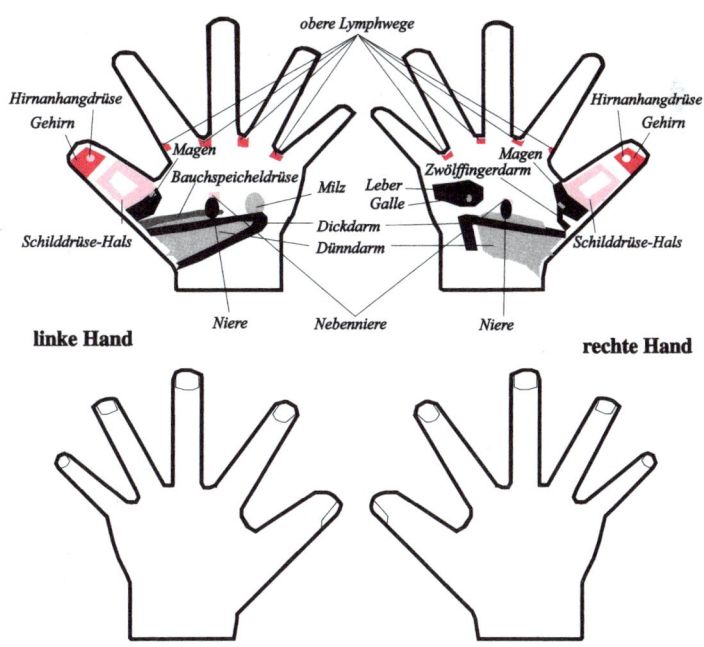

linke Hand

rechte Hand

Schwerpunkte	linke Hand		rechte Hand		Technik
	innen	außen	außen	innen	
Großhirn, Hirnanhangdrüse, Schilddrüse, Nebenniere, obere Lymphwege					ableitend
———					aufbauend

8. Komplexe Krankheitsbilder

8.1 Allergie

Definition:

Der Begriff Allergie (*griech.* allos = anders, ergon = Tat) wird oft unzutreffend verwendet. Man unterscheidet zwischen einer reinen Reizung, z.B. durch Säuren oder UV-Strahlen, und einer echten Allergie, die immer an sogenannte Allergene gebunden ist. Allergene sind Stoffe, die das Abwehrsystem als „körperfremd" erkennt und die eine entsprechende Abwehrreaktion auslösen können. Findet ein häufiger Kontakt mit solchen Stoffen statt, kann es zu einer Steigerung der Abwehrreaktion (Sensibilisierung) kommen. Als Ursache für die zunehmende Häufigkeit von Allergien wird eine ständige Überreizung des Abwehrsystems durch schädliche Umwelteinflüsse diskutiert. Häufige Allergene sind:

● Baum- und Blütenpollen, Tierhaare;
● Nahrungsmittel, Konservierungsstoffe;
● Metalle, Stäube, Chemikalien, Farbstoffe, Reinigungsmittel;
● Medikamente, Kosmetika, Körperreinigungsmittel.

Beschwerdebild:

Nach Kontakt des Allergens mit dem Körper kommt es zu einer Abwehrreaktion, an der das Entzündungssystem, Abwehrzellen und Abwehrstoffe (Antikörper) beteiligt sind. Histamin, ein mit dem Adrenalin verwandtes Hormon, wird bei der allergischen Reaktion freigesetzt und führt zu den typischen Beschwerden:

■ Schwellung der Haut und Schleimhäute;
■ fleckige Rötungen, Quaddeln, Bläschen, Juckreiz;
■ Streßreaktion des Kreislaufs (Pulsbeschleunigung), innere Unruhe.

Behandlungsrichtlinien:

Oberstes Behandlungsprinzip ist die
⇒ Vermeidung eines Kontaktes mit dem Allergen.
Ist dies nicht möglich, muß die allergische Reaktion unterbunden oder zumindest gedämpft werden. Die Stärke der allergischen Antwort ist immer eine Summe aus der Intensität des Kontaktes und der Allergiebereitschaft des Körpers. Steht der Körper selbst unter Streß, ist die Allergiebereitschaft während der akuten Streßphase stark gedrosselt. In der Entspannungsphase kommt es dagegen zu einem übermäßigen Anstieg der Allergiebereitschaft. Deshalb ist es wichtig, den Übergang zwischen Streß und Entspannungsphasen möglichst langsam und gleichmäßig zu gestalten. Für die akute Behandlung stehen verschiedene Medikamentengruppen zur Verfügung:
⇒ Antihistaminika: verhindern die Ausschüttung von Histamin;
⇒ Cromoglicinsäure: dichtet die Hüllen der histaminhaltigen Zellen ab;
⇒ Cortison: dämpft das Entzündungssystem und verhindert die gefährlichen Schwellungsreaktionen.

Vorsicht!
Reflexzonenmassage sollte nur bei leichteren Fällen und eher vorbeugend eingesetzt werden und ersetzt bei schweren Allergien nicht die frühzeitige Medikamentenbehandlung in der Akutphase.

ALLERGIE

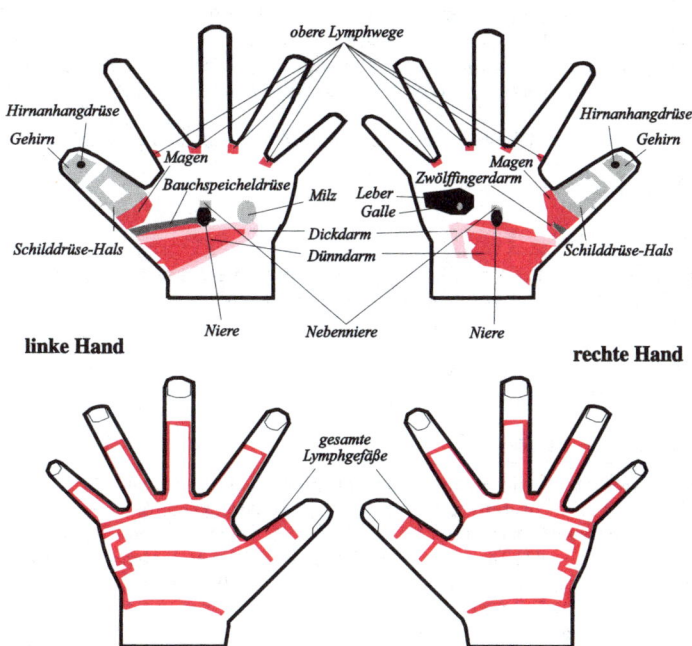

linke Hand **rechte Hand**

Labels (oben): obere Lymphwege, Hirnanhangdrüse, Gehirn, Magen, Bauchspeicheldrüse, Milz, Leber Galle, Zwölffingerdarm, Dickdarm, Dünndarm, Schilddrüse-Hals, Niere, Nebenniere

gesamte Lymphgefäße

Schwerpunkte	linke Hand		rechte Hand		Technik
	innen	außen	außen	innen	
Magen, gesamter Darm, gesamte Lymphgefäße					ableitend
————					aufbauend

8.2 Bluthochdruck

Definition:

Definitionsgemäß spricht man von Bluthochdruck (Hypertonie; *griech.* hyper = über, tonos = Spannung) bei Blutdruckwerten, die 160 mmHg in der Pumpphase des Herzens (Systole) und 90 mmHg in der Entspannungsphase (Diastole) überschreiten. Der Druck im Blutgefäßsystem resultiert aus dem Widerstand (Weite und Spannung) der Blutgefäße und der Pumpkraft des Herzens. Als Ursachen einer krankhaften Blutdruckerhöhung finden sich häufig folgende Faktoren:
● Arteriosklerose (Verengung und Erstarrung der Gefäße durch Ablagerungen);
● Streß und Anspannung (erhöhte Gefäßwandspannung, beschleunigte Herztätigkeit);
● Übergewicht und Bewegungsmangel (erhöhter Durchblutungsbedarf, mangelnde Kreislaufreserven);
● Erkrankungen der Nieren.

Beschwerdebild:

Ein erhöhter Blutdruck macht häufig keine spürbaren Beschwerden. Erst extrem hohe Blutdruckspitzen und die Spätfolgen führen den Patienten zum Arzt:
■ Atemnot unter Belastung, z.B. Treppensteigen;
■ Herzklopfen;
■ Herzschmerzen (Angina pectoris, s. 2.6);
■ Kopfschmerzen, Sehstörungen, Übelkeit.

Behandlungsrichtlinien:

Bei Verdacht auf Vorliegen eines Bluthochdrucks muß das gesamte Herz- und Kreislaufsystem untersucht werden. Nur regelmäßige Blutdruckkontrollen in Ruhe und unter Belastung zusammen mit einem EKG und der Abklärung von Risikofaktoren ermöglichen eine exakte Beurteilung der Situation. Oft ist eine Medikamentenbehandlung nicht erforderlich, wenn die auslösenden Faktoren beseitigt worden sind:
⇒ Gewichtsnormalisierung;
⇒ Reduktion der Kochsalzaufnahme;
⇒ regelmäßiges Bewegungstraining mit angepaßter Ausdauerbelastung;
⇒ Streßabbau und Entspannungstraining;
⇒ Medikamente zur Blutdruckbehandlung
Diuretika zur Ausscheidungssteigerung der Niere (Furosemid, Triamteren, etc.)
α-Blocker zur Reduktion der Gefäßwandspannung (Doxazosin)
β-Blocker zur Begrenzung der Herztätigkeit (Sotalol, Atenolol, Propranolol, etc.)
Kalzium-Antagonisten zur Gefäßerweiterung (Nifedipin, Verapamil, etc.)
ACE-Hemmer zur Hemmung der blutdrucksteigernden Nierenhormone.

Vorsicht!
Alle blutdrucksenkenden Medikamente haben eine Reihe von z.T. unangenehmen Nebenwirkungen. Ihre Einnahme macht nur einen Sinn, wenn sie regelmäßig erfolgt und von anderen Maßnahmen wie z.B. Gewichtsnormalisierung und Bewegungstraining begleitet wird.

BLUTHOCHDRUCK

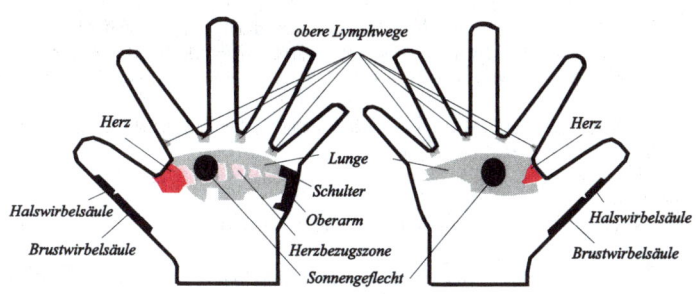

obere Lymphwege

Herz   Herz

Lunge

Schulter

Halswirbelsäule   Oberarm   Halswirbelsäule

Brustwirbelsäule   Herzbezugszone   Brustwirbelsäule

Sonnengeflecht

linke Hand   **rechte Hand**

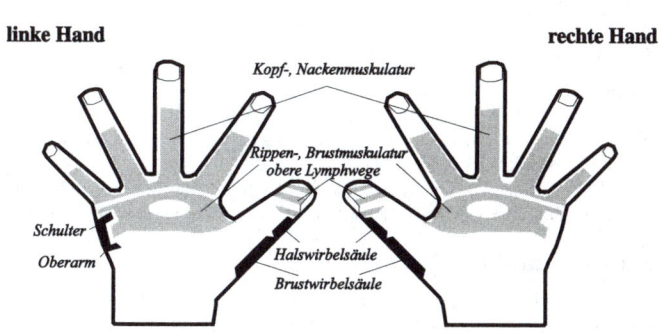

Kopf-, Nackenmuskulatur

Rippen-, Brustmuskulatur
obere Lymphwege

Schulter

Oberarm   Halswirbelsäule

Brustwirbelsäule

Schwerpunkte	linke Hand		rechte Hand		Technik
	innen	außen	außen	innen	
Herz, Herzbezugszone					ableitend
———					aufbauend

177

8.3 Depression

Definition:

Die Depression (*lat.* deprimere = herabdrücken) wird bestimmt von dem Vorherrschen „negativer Gefühle". Zu einem erfüllten Leben gehört ein breites Spektrum von Gefühlen und Gefühlsschwankungen. Gefühle unterliegen einer positiven oder negativen Wertung, die jedoch individuell und ohne feste Grenzen verläuft. Normalerweise findet sich ein wellenförmiger Verlauf zwischen dem positiven und negativen Bereich. Dauer und Tiefe der einzelnen Phasen können sehr unterschiedlich sein. Bei einer Depression ist die Schwankungsbreite der Gefühle deutlich reduziert. Hinsichtlich Ursache und Erscheinungsbild lassen sich verschiedene Formen von einander abgrenzen:

- Reaktive Depression: Auftreten als Reaktion auf tiefgreifende Erfahrungen, z.B. Tod, Scheidung, Krankheit;
- Senile Depression: Auftreten im Alter in Verbindung mit Abbauprozessen des Gehirns;
- Saisonale Depression: jahreszeitlich gehäuftes Auftreten, z.b. in der dunklen, naßkalten Jahreszeit;
- Endogene Depression: schwierigste Form, Auftreten ohne erkennbare äußere Ursachen, oft schon bei jungen Menschen.

Beschwerdebild:

„Die Depression hat viele Gesichter":
- zunehmende Antriebslosigkeit, Teilnahmslosigkeit;
- Traurigkeit, überwiegend negative Bewertungen, Gleichförmigkeit der Gefühle;
- Isolation, Kontaktstörungen, Aggressionen;
- körperliche Störungen (Gewichtszunahme, Verstopfung, Schlafstörungen).
Ein typisches, diagnostisches Zeichen ist die stark reduzierte Gesichtsmimik.

Behandlungsrichtlinien:

Vor einer Behandlung muß immer eine genaue Ursachenerforschung und Diagnosestellung erfolgen. Dies kann nur von einem Fachmann vorgenommen werden. Dieser entscheidet dann auch über die durchzuführende Behandlung. Folgende Behandlungsmöglichkeiten stehen zur Verfügug:
⇒ Psychoanalyse und Psychotherapie (besonders bei reaktiven Depressionen);
⇒ Reiztherapie (Licht-, Klima-, Hydrotherapie bei saisonalen Depressionen);
⇒ medikamentöse Therapie
   pflanzlich: Kavawurzel, Johanniskraut
   chemisch: trizyklische Antidepressiva (Mianserin, Amitryptilin, Lithium);
⇒ allgemeine, unterstützende Maßnahmen (Ernährung, Sport, Entspannung).

Vorsicht!
Die Behandlung depressiver Menschen gehört unbedingt in die Hand eines Fachmannes. Angehörige können nicht die nötige Distanz aufbringen, da sie selbst unter der Situation leiden.

DEPRESSION

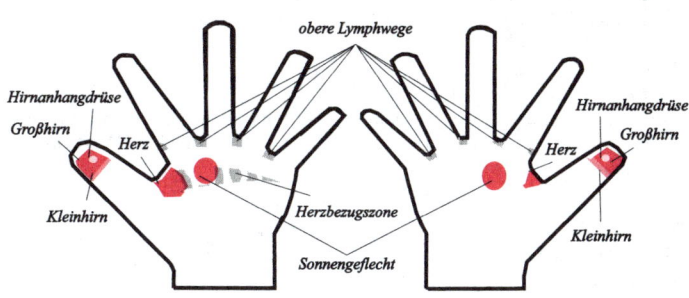

obere Lymphwege

Hirnanhangdrüse
Großhirn
Herz
Kleinhirn
Herzbezugszone
Sonnengeflecht

Hirnanhangdrüse
Großhirn
Herz
Kleinhirn

linke Hand   **rechte Hand**

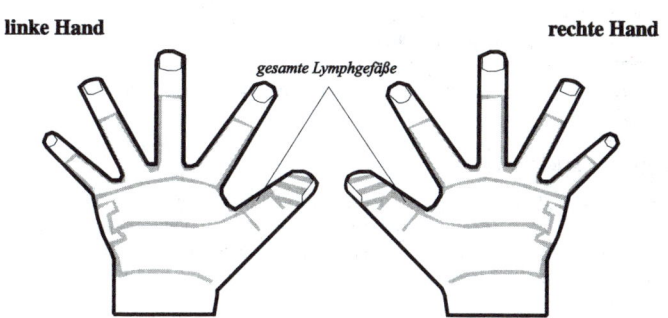

gesamte Lymphgefäße

Schwerpunkte	linke Hand		rechte Hand		Technik
	innen	außen	außen	innen	
Gehirn, Herz, Sonnengeflecht					ableitend
———					aufbauend

8.4 Durchblutungsstörungen

Definition:

Über das Blut wird der Körper mit Sauerstoff versorgt, Nährstoffe werden zugeführt und Abfallprodukte zu den Ausscheidungsorganen abtransportiert. Bei Durchblutungsstörungen können diese Aufgaben im betroffenen Gebiet nicht mehr ausreichend wahrgenommen werden. Grundsätzlich können alle Körperbereiche davon betroffen sein. Besonders empfindlich sind folgende Organe:

- Gehirn und Sinnesorgane (Augen, Ohren, Gleichgewichtsorgan),
- Nieren,
- Herz,
- Leber.

Schwere, länger andauernde Durchblutungsstörungen führen zum Absterben des betroffenen Gewebes. Dieses kann oft nur noch durch funktionsloses Narbengewebe ersetzt werden.

Beschwerdebild:

Die Beschwerden weisen oft auf das betroffene Organ hin:

- Gehirn: Schwindel, Kopfschmerz;
- Auge: Sehstörungen;
- Ohren: Hörverlust, Ohrgeräusch;
- Nieren: Nierenschwäche, Bluthochdruck;
- Herz: Herzschmerzen (Angina pectoris), Herzschwäche;
- Beine: reduzierte Gehstrecke (Schaufensterkrankheit), Schmerzen, Geschwüre, Blaufärbung.

Behandlungsrichtlinien:

Ursachen von Durchblutungsstörungen sind häufig Blutgefäßveränderungen oder Kreislaufschwäche. Diese wiederum werden durch sogenannte Risikofaktoren begünstigt. Die Reduktion der Risikofaktoren hat auch einen vorbeugenden Effekt:

⇒ Gewichtsnormalisierung;
⇒ Kreislauftraining;
⇒ Blutdrucknormalisierung;
⇒ Blutfett- und Blutzuckereinstellung;
⇒ Meiden von Genußgiften (Nikotin, Alkohol, Zucker, Fett).

Durchblutungsfördernde Medikamente können in schweren Fällen Linderung erzielen. Die Gefäßveränderungen sind jedoch oft nicht mehr rückgängig zu machen.

⇒ Durchblutungsfördernde Medikamente
    chemisch: Pentoxifyllin, Naftifuryl, Dihydroergotoxin, Nimodipin, Piracetam
    pflanzlich: Gingko, Weißdorn, Gänsefingerkraut.

Vorsicht!
Akute Gefäßverschlüsse verursachen im betroffenen Gebiet heftigste Schmerzen, Blässe und Funktionsausfälle. Es sollte unverzüglich ärztliche Behandlung erfolgen, um Folgeschäden so gering wie möglich zu halten.

DURCHBLUTUNGSSTÖRUNGEN

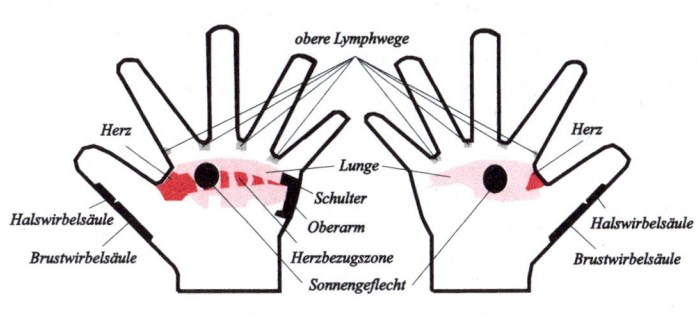

obere Lymphwege

Herz   Herz
                Lunge
                Schulter
Halswirbelsäule   Oberarm   Halswirbelsäule
Brustwirbelsäule   Herzbezugszone   Brustwirbelsäule
                Sonnengeflecht

linke Hand   **rechte Hand**

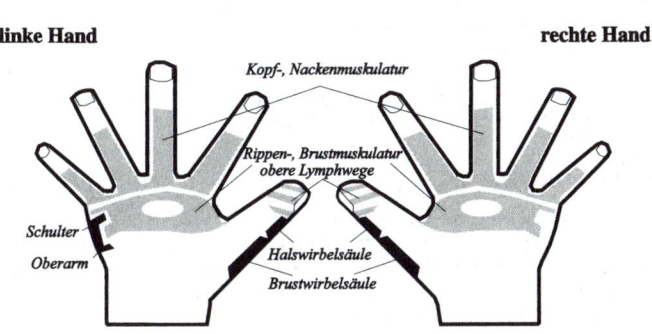

Kopf-, Nackenmuskulatur

Rippen-, Brustmuskulatur
obere Lymphwege

Schulter
Oberarm   Halswirbelsäule
                Brustwirbelsäule

Schwerpunkte	linke Hand		rechte Hand		Technik
	innen	*außen*	*außen*	*innen*	
Herz, Herzbezugszone, Lunge					ableitend
					aufbauend

181

8.5 Erschöpfung

Definition:

In unserer hektischen und schnellebigen Zeit leiden immer mehr Menschen an Erschöpfung, Abgeschlagenheit, Lustlosigkeit und mangelndem Antrieb. In der Fachsprache hat sich hierfür der Begriff „Burn-out-Syndrom" (*engl.* burn out = ausgebrannt) etabliert. Betroffen sind Menschen aller Gesellschaftsschichten und aller Berufssparten. Besonders gefährdet sind Menschen, die in sozialen Berufen arbeiten, z.B. Pfleger, Sozialarbeiter, Lehrer und Ärzte. Als Ursachen finden sich häufig
- ständige körperliche und geistige Überforderung;
- Schicht- und Akkordarbeit;
- Konflikte in Beruf oder Familie;
- Überforderung durch die Ansprüche der Umwelt.

Beschwerdebild:

Folgende Symptome weisen auf das Vorliegen eines Burn-out-Syndroms hin:
- nachlassende Leistungsfähigkeit;
- gesteigerter Anspruch an die eigene Leistungsfähigkeit;
- Verlust von Antrieb und Lebensfreude;
- Versagensängste, Existenzangst;
- Abkapselung, Isolation;
- Anfälligkeit für Suchtmittel (Alkohol, Tabletten, Drogen);
- körperliche Symptome (Magenschmerzen, Kreislaufprobleme, Schlafstörungen);
- körperlicher und seelischer Zusammenbruch.

Behandlungsrichtlinien:

Die größte Chance für eine erfolgreiche Behandlung liegt im frühzeitigen Erkennen der ersten Symptome. Der Betroffene muß selbst erkennen, daß er gefährdet ist. Häufig werden jedoch die Warnzeichen nicht wahrgenommen, und der Zusammenbruch ist vorprogrammiert. Folgende Regeln und Maßnahmen sind vorbeugend, in der Akutphase und nach einem Zusammenbruch zu beachten:
⇒ bewußte Lebensführung (Schlaf, Ernährung, Entspannung, Tagesrhythmus);
⇒ Entspannungstechniken (Autogenes Training, progressive Muskelrelaxation, Yoga);
⇒ Zeit für sportliche Betätigung zum Abbau innerer Spannung;
⇒ Zeit für soziale Kontakte;
⇒ psychologische Beratung und Betreuung.

Vorsicht!
Oft haben die Betroffenen sich in ihrem Leistungsanspruch so verrannt, daß sie nicht mehr die nötige Distanz aufbringen, ihre Situation selbstkritisch zu betrachten. In solchen Fällen ist dringend Hilfe durch eine neutrale, außenstehende Person nötig. Eine gewisse Ähnlichkeit mit einer reaktiven Depression kann leicht zu Verwechslungen führen.

ERSCHÖPFUNG

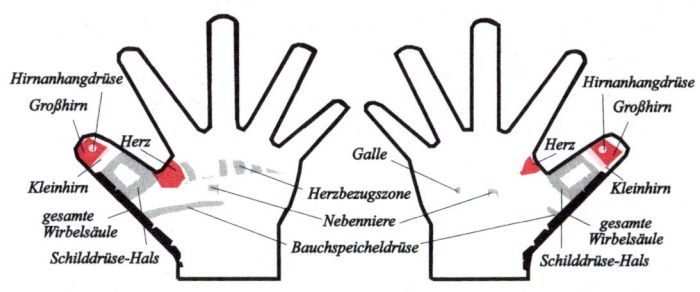

Hirnanhangdrüse
Großhirn
Herz
Kleinhirn
gesamte Wirbelsäule
Schilddrüse-Hals

Galle
Herzbezugszone
Nebenniere
Bauchspeicheldrüse

Hirnanhangdrüse
Großhirn
Herz
Kleinhirn
gesamte Wirbelsäule
Schilddrüse-Hals

linke Hand   **rechte Hand**

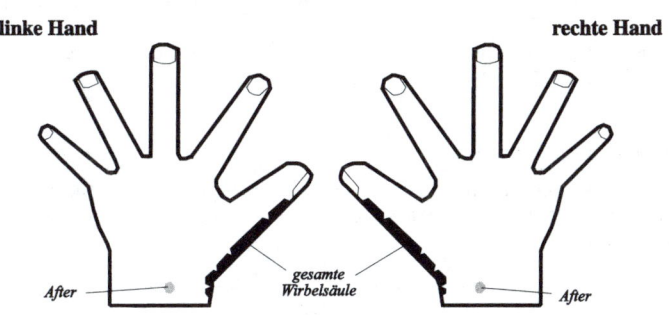

After   gesamte Wirbelsäule   After

Schwerpunkte	linke Hand		rechte Hand		Technik
	innen	*außen*	*außen*	*innen*	
———					ableitend
Herz, Gehirn					aufbauend

8.6 Gicht

Definition:

Im Mittelalter war die Gicht (*altdeut.* ghiht = Schmerz) eine Erkrankung der wenigen reichen und übergewichtigen Menschen. In unserer heutigen Wohlstandsgesellschaft ist Gicht ein weitverbreitetes und häufiges Leiden aller Gesellschaftsgruppen, wobei Männer 20mal häufiger als Frauen erkranken. Die Gicht ist eine Stoffwechselerkrankung mit einem vermehrten Anfall von Harnsäure, zunächst im Blut, später auch im Gewebe. Die Harnsäure kann im Gewebe auskristallisieren und löst mit ihren messerscharfen Kristallen eine schwere Entzündungsreaktion aus. Die Veranlagung, an Gicht zu erkranken, wird vererbt. Ausgelöst wird die Krankheit aber in der Regel durch Ernährungsfehler. Selten können auch Nierenfunktionsstörungen mit eingeschränkter Harnsäureausscheidung eine Gicht auslösen.

Beschwerdebild:

Die Erkrankung verläuft in drei Schweregraden:
- Harnsäureerhöhung im Blut ohne Beschwerden;
- akuter Gichtanfall: akute Entzündung, Rötung, Überwärmung, bevorzugt im Großzehengrundgelenk, besonders nach üppigem Essen, Alkoholkonsum, Auskühlung der Beine;
- chronische Gicht: Ablagerung von Harnsäurekristallen, besonders in Gelenken und Haut, Gichtknoten, Gelenkverformung.

Behandlungsrichtlinien:

Die erbliche Veranlagung zur Gicht läßt sich nicht ändern. Deshalb sind folgende Maßnahmen wichtig, um einen schmerzhaften Gichtanfall und seine Spätfolgen zu verhindern:
⇒ Gewichtsnormalisierung;
⇒ Änderung der Eßgewohnheiten (Meiden von Innereien, Hülsenfrüchten, Wildbret, großen Fleischmengen, Fisch und Alkohol);
⇒ Erhöhen des Flüssigkeitsumsatzes.
Für die Behandlung eines akuten Gichtanfalles stehen wirkungsvolle Medikamente zur Verfügung
pflanzlich: Colchizin, das Gift der Herbstzeitlosen;
chemisch: entzündungshemmende Medikamente (Diclofenac, Piroxicam, Indometazin, Phenylbutazon)
harnsäuresenkende und ausscheidungsfördernde Medikamente (Allopurinol, Kalium-Natrium-Hydrogencitrat).

Vorsicht!
Bestimmte Medikamente können den Harnsäurespiegel erhöhen:
Entwässerungsmittel (Diuretika), Nikotinsäure, Acetylsalicylsäure.

GICHT

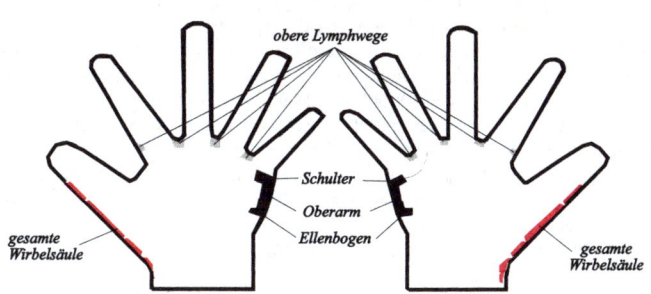

obere Lymphwege

Schulter
Oberarm
Ellenbogen

gesamte
Wirbelsäule

gesamte
Wirbelsäule

linke Hand

rechte Hand

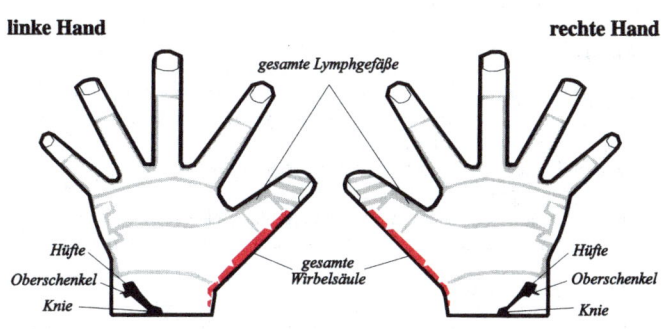

gesamte Lymphgefäße

Hüfte
Oberschenkel
Knie

gesamte
Wirbelsäule

Hüfte
Oberschenkel
Knie

Schwerpunkte	linke Hand		rechte Hand		Technik
	innen	*außen*	*außen*	*innen*	
gesamte Wirbelsäule, *Ort der Beschwerden* *(siehe Gesamttafel)*					ableitend
———					aufbauend

8.7 Infektabwehrschwäche

Definition:

Infektionen (*lat.* inficere = hineinbringen) mit Krankheitserregern stellen für den menschlichen Körper eine ständige Bedrohung dar. Ein kompliziertes Abwehrsystem (Immunsystem) kann Krankheitserreger und Fremdstoffe erkennen und ihre Inaktivierung und Vernichtung einleiten. Wichtige Bestandteile des Abwehrsystems sind die weißen Blutkörperchen (Leukozyten), die Lymphorgane (Lymphknoten, Lymphgefäße, Milz) und spezielle Eiweißkörper (Antikörper oder Immunglobuline). Neben einer Sofortreaktion kann das Abwehrsystem Informationen über Krankheitserreger abspeichern und bei erneutem Kontakt passende Abwehrzellen und Antikörper freisetzen. Durch die Immunschwächekrankheit AIDS ist die Bedeutung des Immunsystems deutlich geworden. Aber es sind nicht nur schwere Erkrankungen wie z.B AIDS oder Leukämie, die das Immunsystem betreffen. Viele Menschen leiden heute unter einer zunehmenden Infektanfälligkeit. Das Abwehrsystem funktioniert durch ein Gleichgewicht zwischen Aktivierung und Hemmung. Durch äußere und innere Streßfaktoren kann dieses Gleichgewicht gestört werden:

● Übergewicht, Ernährungsfehler, Genußgifte;
● Streß, Schlafmangel;
● Umweltverschmutzung (Abgase, Staubbelastung, Pflanzenschutzmittel, Gifte, Chemikalien, Farbstoffe, etc.).

Beschwerdebild:

Eine Infektabwehrschwäche äußert sich besonders an den kritischen Kontaktbereichen mit der Umwelt (Atemwegssystem, Magen-Darm-Trakt, Mund- und Rachenraum, Blase, Haut) und verursacht dort

■ häufige und langwierige Erkrankungen der Atemwege;
■ häufige Harnwegsinfekte;
■ chronische Magen-Darm-Infekte mit Bakterien oder Pilzen;
■ wiederholte, eitrige Hauterkrankungen, dauerhafter Pilzbefall der Haut.

Behandlungsrichtlinien:

Im akuten Infektgeschehen richtet sich die Therapie nach der Art und Gefährlichkeit des Krankheitserregers. Neben den allgemeinen Verhaltensregeln bei Infektionserkrankungen (Schonung, größere Trinkmenge, Bettruhe bei Fieber, viel Schlaf) dienen folgende Maßnahmen der Stärkung des Abwehrsystems:

⇒ Lebensführung (Streßabbau, Entspannung, gesunde Ernährung);
⇒ Bewegungstraining, Ausdauertraining;
⇒ Hydrotherapie nach Kneipp (kalte Güsse, Wickel, Packungen);
⇒ Reiztherapie (Klimawechsel, Sauna, UV-Bestrahlung);
⇒ immunstimulierende Behandlungen (Eigenblut, Symbioselenkung).

Vorsicht!
Die Behandlung von schweren, langanhaltenden und hochfieberhaften Infekterkrankungen gehört in die Hand des Arztes.

INFEKTABWEHRSCHWÄCHE

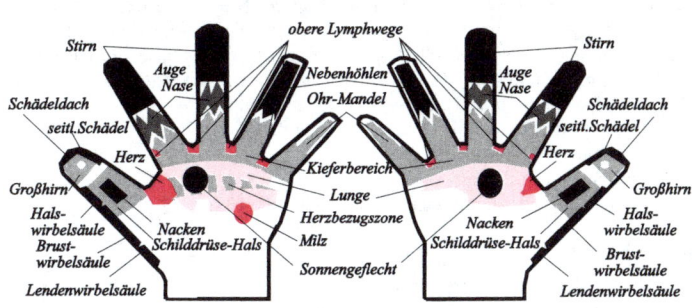

linke Hand   **rechte Hand**

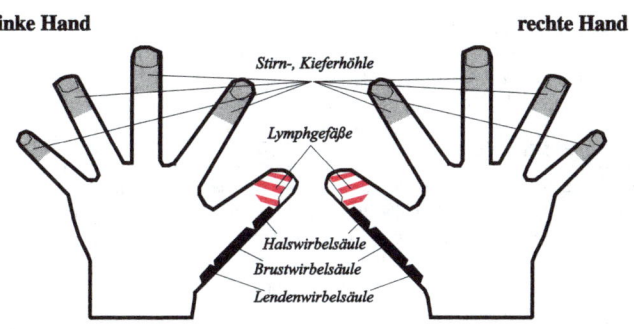

Schwerpunkte	linke Hand		rechte Hand		Technik
	innen	*außen*	*außen*	*innen*	
obere Lymphwege, *Herz, Lunge, Milz*					ableitend
———					aufbauend

8.8 Kreislauflabilität

Definition:

Der Kreislauf des Blutes in den Gefäßen (Zirkulation) ist die Voraussetzung für die Versorgung des Körpers mit Sauerstoff und Nährstoffen sowie für den Abtransport der überschüssigen Abfallprodukte. Die treibende Kraft des Blutkreislaufs ist das Herz, welches das Blut durch rhythmisches Zusammenziehen der Muskelwand in die Hauptschlagader auspreßt. Durch die Elastizität der Blutgefäße wird der Druck bis in die kleinsten Gefäße weitergegeben und führt zu einem pulsierenden Fluß in Richtung der Erfolgsorgane. Von dort fließt das Blut mit einem geringen Restdruck in die venösen Sammelgefäße und wird über die Hohlvene dem Herzen erneut zugeführt. Wichtige Faktoren für einen funktionstüchtigen Kreislauf sind die

- Pumpfunktion des Herzens (Kraft, Schlaghäufigkeit);
- Spannung der Gefäßwände (Widerstand);
- Gesamtmenge des Blutes;
- Blutdrucksteuerung durch Niere, Nebenniere und Gehirn.

Beschwerdebild:

Unter Kreislauflabilität versteht man Probleme der Blutdruckregulierung mit insgesamt zu niedrigen Werten. Typische Beschwerden eines zu niedrigen Blutdruckes sind

- morgendliche Übelkeit;
- Schwindel, Gangunsicherheit, Seh- und Hörstörungen;
- Herzklopfen und Pulsrasen bei Belastung;
- Unwohlsein und Leistungsminderung;

Behandlungsrichtlinien:

Die niedrigen Blutdruckwerte stellen zunächst für die Betroffenen keine akute Gefahr dar. Auf eine Medikamentenbehandlung kann deshalb weitgehend verzichtet werden. Alternativ empfehlen sich folgende Maßnahmen:

⇒ Wassertherapie nach Kneipp (kalte Güsse, Wassertreten);
⇒ Gymnastik, Aktivierung der Beinmuskelpumpe zur Verbesserung des Blutrückstromes zum Herzen;
⇒ Ausdauertraining (mindestens 3x 30-60 min/Woche);
⇒ regelmäßige Lebensführung (Schlaf, Ernährung, Entspannung, Tagesrhythmus).

Blutdruckerhöhende und kreislaufstabilisierende Medikamente sollten nur in schweren Fällen und vorübergehend Anwendung finden:

⇒ Medikamente zur Kreislaufstabilisierung
  chemisch: Etilefrin, Dihydroergotamin, Coffein, Norfenefrin
  pflanzlich: Weißdorn, Meerträubel, Besenginster, Bischofskraut.

> **Vorsicht!**
> Medikamente zur Blutdrucksteigerung und Anregung der Herztätigkeit dürfen bei herzkranken Patienten nicht eingesetzt werden. Viele dieser Präparate verengen auch die Herzkranzgefäße und können Herzschmerzen oder sogar einen Herzinfarkt auslösen.

KREISLAUFLABILITÄT

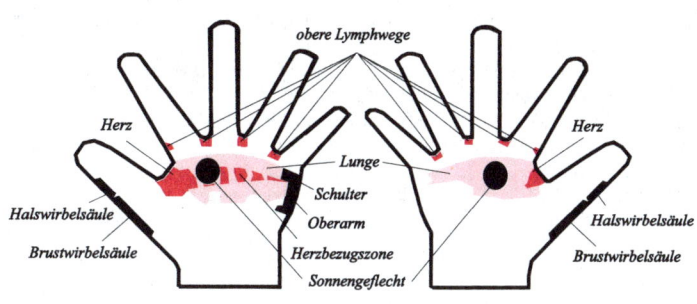

obere Lymphwege

Herz

Lunge

Schulter

Oberarm

Herzbezugszone

Sonnengeflecht

Herz

Halswirbelsäule

Brustwirbelsäule

Halswirbelsäule

Brustwirbelsäule

linke Hand　　　　　　　　　　**rechte Hand**

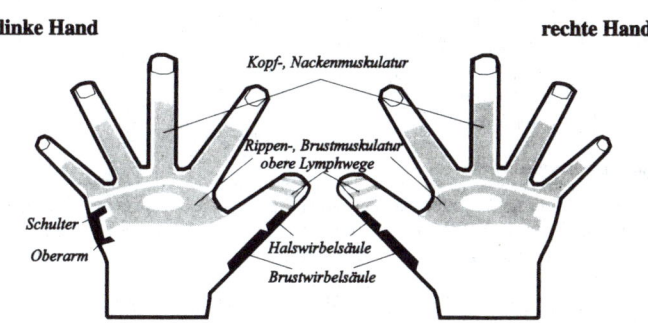

Kopf-, Nackenmuskulatur

Rippen-, Brustmuskulatur
obere Lymphwege

Schulter

Oberarm

Halswirbelsäule

Brustwirbelsäule

Schwerpunkte	linke Hand		rechte Hand		Technik
	innen	*außen*	*außen*	*innen*	
Herz, Herzbezugszone, *Lunge, obere Lymphwege*					ableitend
———					aufbauend

8.9 Migräne

Definition:

Migräne (*franz.* migraine) ist eine besondere Form der Kopfschmerzen, unter der sehr viele Menschen leiden. Man bezeichnet die Migräne auch als vasomotorischen (*lat.* vas = Gefäß) Kopfschmerz, da eine anfängliche Verkrampfung mit nachfolgender Erschlaffung der Blutgefäße des Kopfes zu beobachten ist. Um die Blutgefäße entwickelt sich dann eine entzündliche Schwellung, die den starken Kopfschmerz auslöst. Die Veranlagung, an Migräne zu erkranken, wird vererbt. Das Auftreten der Migräne ist jedoch an verschiedene Faktoren gebunden:

● Streß (Streßmanagement, Gestaltung der Übergänge zur Entspannung);
● Ernährung (Rotwein, Schokolade, Käse);
● Lebensführung (Schlaf, Tagesrhythmus, sportliche Betätigung).

Patienten mit einer Migräne leiden häufig zusätzlich an

● Kreislauflabilität (s. 8.8);
● Muskelverspannungen im Schulter- und Nackenbereich;
● (Frauen:) Zyklusstörungen, Menstruationsbeschwerden (s. 4.6).

Beschwerdebild:

Typische Zeichen einer Migräne sind

■ plötzlicher Beginn (meist morgens, am Wochenende);
■ Dauer bis zu mehreren Tagen;
■ häufig einseitige, sehr starke Kopfschmerzen;
■ Schwindel, Sehstörungen, Lichtscheu, Tränenfluß;
■ Übelkeit, Erbrechen.

Behandlungsrichtlinien:

Die Veranlagung, an Migräne zu erkranken, kann nicht beseitigt werden. Die Betroffenen müssen lernen, mit dem Krankheitsbild richtig umzugehen. Dabei stehen nicht die akute Schmerzbekämpfung, sondern vorbeugende Maßnahmen im Vordergrund:

⇒ Meiden bekannter, auslösender Faktoren;
⇒ regelmäßige Lebensführung (ausreichend Schlaf und Bewegung, Streßmanagement);
⇒ Entspannungstechniken (Yoga, Autogenes Training, Muskelrelaxation);
⇒ Naturheilverfahren (Kneippanwendungen, Schröpfen, Eigenblut);
⇒ alternative Methoden (Reflexzonenmassage, Akupunktur);
⇒ Medikamente zur Migränebehandlung im Anfall
   schmerz- und entzündungshemmende Mittel: Acetylsalicylsäure, Paracetamol, Diclofenac, Naproxen, Tramadol;
   gefäßzusammenziehende, migränetypische Mittel: Ergotaminpräparate.

Vorsicht!
Migränemittel, die gefäßverengend wirken, dürfen bei herzkranken Menschen nicht eingesetzt werden. Plötzliche, vernichtende Kopfschmerzen sollten neurologisch abgeklärt werden, da sie auch Zeichen einer Gehirnblutung sein können.

MIGRÄNE

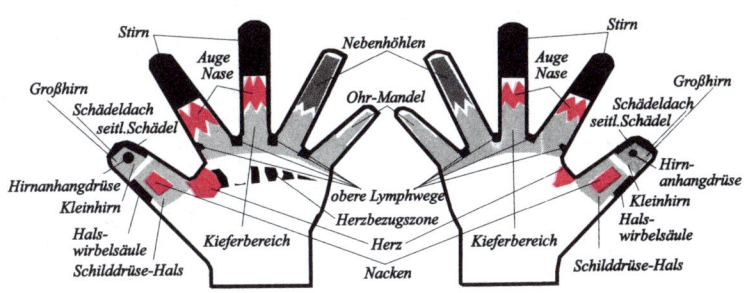

linke Hand   **rechte Hand**

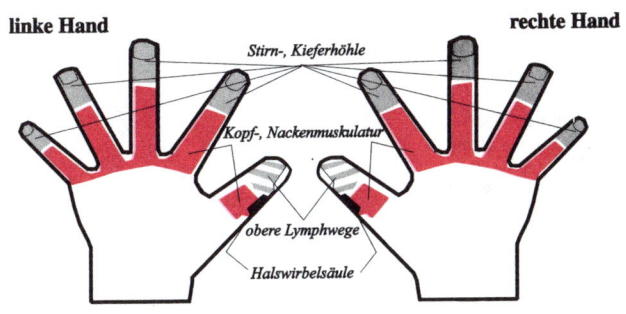

Schwerpunkte	linke Hand		rechte Hand		Technik
	innen	außen	außen	innen	
Herz, Nackenmuskulatur, Auge-Nase					ableitend
_____					aufbauend

191

8.10   Narbenschmerzen

Definition:

Bei Verletzungen und Entzündungen sterben im betroffenen Gebiet viele Körperzellen ab. Die entstehenden Lücken werden durch Narbengewebe aufgefüllt. Dieses ist jedoch kein vollwertiger Ersatz für das ursprüngliche Gewebe, wie Muskeln, Knochen, Gelenke, Sehnen, Gewebe innerer Organe und Nerven. Die frische Narbe ist zunächst gefühllos und schlecht durchblutet. In der folgenden Zeit sprießen kleine Gefäße und Nerven in die Narbe ein, die Durchblutung nimmt zu, und es entwickelt sich eine zunehmende Empfindlichkeit. Diese Empfindungen können anfangs noch nicht differenziert werden und führen deshalb häufig zu einer Schmerzwahrnehmung. Erst mit der Zeit werden die Nervensignale dem Körper vertraut und verlieren ihren besonderen Schmerzcharakter. Bei Verletzungen werden häufig auch größere Nerven zerstört. Durchtrennte Nervenfasern können in der Regel nicht mehr regenerieren, und der verbleibende, funktionstüchtige Teil des Nervs endet in der Narbe. Dort führen mechanische Reizungen nach wie vor zu Nervensignalen, die dann vom Körper so wahrgenommen werden, als ob sie aus dem ursprünglichen Versorgungsgebiet des Nervs kämen. Nach Amputationen werden von den Betroffenen häufig noch schmerzhafte Empfindungen in den nicht mehr vorhandenen Gliedmaßen angegeben. Man nennt diese Wahrnehmungen Phantomschmerz.

Beschwerdebild:

Folgende Störungen finden sich häufig in Narbengebieten:
- Gefühllosigkeit;
- gesteigerte Schmerzempfindung;
- Störungen des Warm-Kalt-Empfindens;
- Durchblutungsstörungen, Wundheilungsstörungen.

Behandlungsrichtlinien:

Je nach Lokalisation, Ausdehnung und Alter der Narbe können unterschiedliche Maßnahmen sinnvoll sein:
⇒ frische Narben:
  Schonung, unnötige Manipulationen vermeiden;
⇒ Narben mit schlechter Durchblutung:
  leichte Massagen, Wechselbäder, Bewegung;
⇒ Narben mit Wundheilungsstörungen:
  chirurgische Entfernung des schlecht durchbluteten Gewebes;
⇒ Narben mit erhöhter Empfindlichkeit:
  Massagen, Bewegung, dosierte, ansteigende Reizung;
⇒ Narbenschmerzen:
  lokale Betäubung, Nervendurchtrennung außerhalb der Narbe, ansteigende Reizung, Reizstrombehandlung (z.B. TENS), Reflexzonenmassage, Akupunktur.

> **Vorsicht!**
> Zu frühe Behandlung von Narben kann zu einer überschießenden Narbenheilung mit gesteigerter Empfindlichkeit führen.

NARBENSCHMERZEN

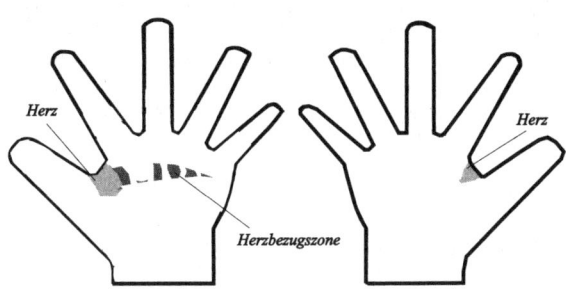

Herz

Herz

Herzbezugszone

linke Hand　　　　　　　　　　　　　　　**rechte Hand**

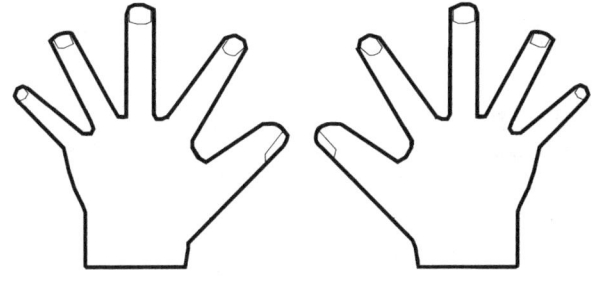

Schwerpunkte	linke Hand		rechte Hand		Technik
	innen	*außen*	*außen*	*innen*	
Narbenbereich *(siehe Gesamttafel)*	🖐	🖐	🖐	🖐	ableitend
———	🖐	🖐	🖐	🖐	aufbauend

8.11 Raucherentwöhnung

Definition:

Längst hat sich die Qualität des Rauchens vom Genuß zu einer der häufigsten Suchterkrankungen gewandelt. Rauchen ist in der Zwischenzeit zur häufigsten Krankheits- und Todesursache geworden. Raucher sterben 3mal häufiger an Herzinfarkt als Nichtraucher, und 40% aller Krebserkrankungen bei Männern wären durch Nichtrauchen vermeidbar. Darüber hinaus treten bei Rauchern häufiger Magengeschwüre, Gefäßverschlüsse der Beine und Schlaganfälle auf. Bei Männern ist Rauchen häufig Ursache von Potenzstörungen. Durch den steigenden Anteil von Frauen bei den Rauchern haben die hierdurch begünstigten Krebsarten die Geschwülste der Geschlechtsorgane an Häufigkeit übertroffen. Die ständige Reizung der Atemwege führt zu einer chronischen Entzündung, wodurch eine frühzeitige Alterung und Erstarrung der Lunge (s. 2.3 Emphysem) eintritt.

Beschwerdebild:

Eine Änderung der eintrainierten Verhaltensmuster ist für die Raucherentwöhnung ein entscheidender, psychologischer Aspekt. Da es sich um eine Suchterkrankung handelt, treten beim Absetzen des Suchtstoffes Entzugserscheinungen auf:

- ständiges Verlangen nach Rauchwaren;
- Gefühl der Leistungsminderung, Unzufriedenheit;
- Appetitsteigerung;
- Unruhe, Reizbarkeit, depressive Gefühle.

Behandlungsrichtlinien:

Ziel einer erfolgreichen Raucherentwöhnung kann nur die vollständige Einstellung des Rauchens sein. Hierfür gibt es kein Patentrezept. Folgende Faktoren sind wichtig:

⇒ Motivation (positiv);
⇒ neutrale Aufklärung über die schädlichen Einflüsse;
⇒ Beginn der Entwöhnung nicht in einer Streßphase;
⇒ günstig unter dem frischen Eindruck von körperlichen Leiden nach Krankheit;
⇒ Akzeptieren der Entzugssymptome;
⇒ viel Bewegung an frischer Luft;
⇒ Gesellschaft von Rauchern meiden;
⇒ Ersatzhandlungen, z.B. Kauen von Kaugummi, Trockenobst, Möhren;
⇒ Tabak aus der Umgebung verbannen.

> **Vorsicht!**
> Bei Ehepartnern sollten beide gemeinsam mit der Entwöhnung beginnen.

RAUCHERENTWÖHNUNG

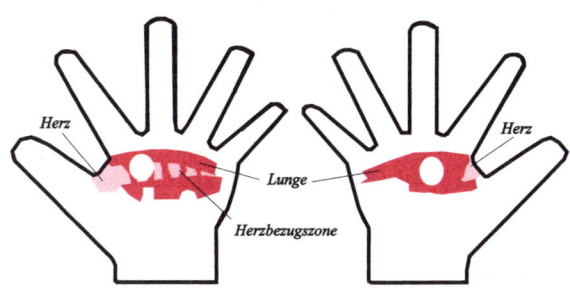

Herz

Herz

Lunge

Herzbezugszone

linke Hand   **rechte Hand**

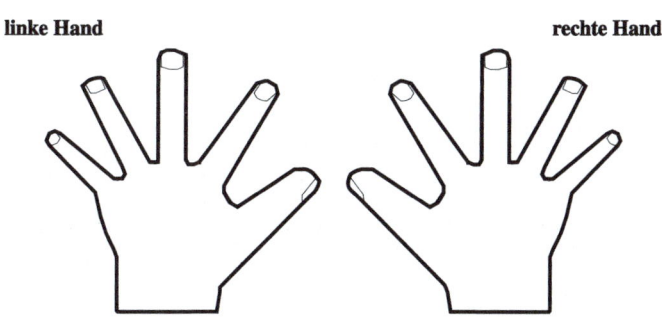

Schwerpunkte	linke Hand		rechte Hand		Technik
	innen	außen	außen	innen	
Herz, Herzbezugszone, Lunge					ableitend
———					aufbauend

8.12 Schlafstörungen

Definition:

Schlaf dient der Regeneration und der Reservenbildung im Körper. Während der Schlafphase verändert sich der Körperstoffwechsel, und die vorhandene Energie kann für Wachstums- und Reparaturvorgänge verwendet werden. Schlaf erfüllt aber auch im Nervensystem und in der Psyche eine wichtige Aufgabe. Die Eindrücke und Gefühle aus der Wachphase werden sortiert und verarbeitet. Spannungen durch Überreizung können abgebaut werden, und der kurzzeitige Erinnerungsspeicher wird für die Aufnahme neuer Eindrücke geleert. In der Schlafphase kommt es zu einem Austausch zwischen Unterbewußtsein und den bewußten Bereichen der Wahrnehmung; dies äußert sich in den Träumen, wo Vorstellungswelt und Wirklichkeit vermischt werden. Das Schlafbedürnis nimmt im Lauf des Lebens deutlich ab. Während ein Säugling noch ca. 18 Stunden des Tages verschläft, benötigt ein Erwachsener nur noch 10 Stunden, und mit zunehmendem Alter sinkt der Schlafbedarf auf etwa 6 Stunden ab. Für die Qualität des Schlafes ist jedoch nicht nur die Dauer maßgebend. Schlaftiefe und der Wechsel von bestimmten Schlafphasen (REM-Phasen) sind weitere wichtige Faktoren. Erst wenn alle Voraussetzungen erfüllt sind, findet erholsamer Schlaf statt, und der neue Tag kann ausgeruht, frisch und mit Energie begonnen werden.

Beschwerdebild:

Schlafstörungen sind ein weitverbreitetes Problem in unserer modernen Welt. Selten sind es innere Faktoren, z.B. schwere Krankheiten, häufiger dagegen äußere Einflüsse, von denen Störungen des Schlafes ausgehen:
- Streß (z.B. Schichtarbeit, Akkord), mangelnde Entspannung;
- häufige Fernreisen mit Zeitverschiebungen;
- ungesunde Lebensführung (Fehlernährung, Bewegungsmangel);
- soziale Konflikte (Partnerprobleme, Familienkonflikte).

Durch den Schlafmangel wird die Anfälligkeit für äußere und innere Störfaktoren erhöht, und es entsteht ein sogenannter Teufelskreis der gegenseitigen Verstärkung.

Behandlungsrichtlinien:

Der Schlüssel zu einem gesunden Schlaf liegt in einer vernünftigen Lebensführung:
⇒ Entspannungsphasen in den Tagesablauf einplanen;
⇒ ausreichende Bewegung;
⇒ Meidung von Genußgiften (Nikotin, Alkohol, Drogen);
⇒ Vermeidung einer Reizüberflutung durch Medien (Fernsehen, Diskotheken, Computerarbeit).

Schlaffördernde Medikamente sollten nur selten und kurzzeitig eingesetzt werden
chemisch: Bezodiazepine, Zolpidem, Zopiclon, Chloralhydrat
pflanzlich: Baldrian, Hopfen, Johanniskraut, Melisse, Passionsblume.

Vorsicht!
Alle chemischen Medikamente zur Schlafförderung können nicht die Qualität des Schlafes verbessern. Sie sind höchstens Einschlafhilfen und sollten wegen der großen Suchtgefahr nur kurzzeitig eingesetzt werden.

SCHLAFSTÖRUNGEN

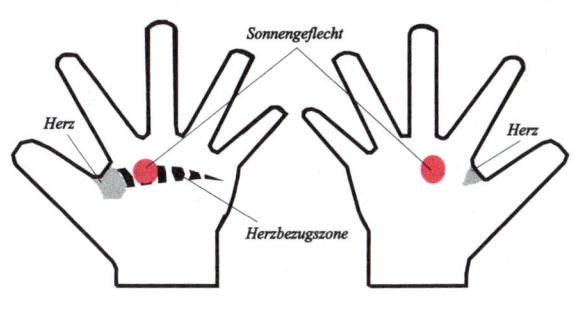

linke Hand   **rechte Hand**

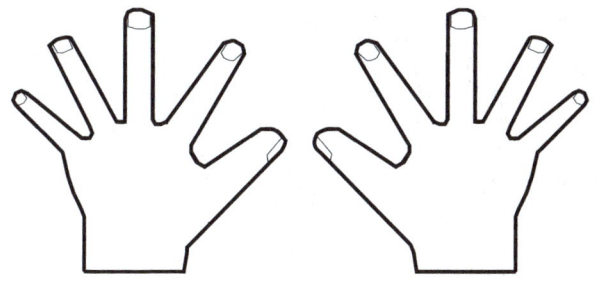

Schwerpunkte	linke Hand		rechte Hand		Technik
	innen	*außen*	*außen*	*innen*	
Sonnengeflecht	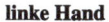				ableitend
———					aufbauend

8.13 Übergewicht

Definition:

In der modernen Zivilisationsgesellschaft ist eine zunehmende Zahl von Menschen übergewichtig. Übergewicht ist nicht nur ein äußerlicher Schönheitsfehler, sondern Ursache vieler lebensbedrohender und qualitätseinschränkender Erkrankungen:
- Herz-Kreislauf-Erkrankungen (Herzinfarkt, Herzschwäche, Bluthochdruck);
- Zuckerkrankheit;
- Leberverfettung, Gallensteinleiden;
- Krebserkrankungen;
- Erkrankungen der Knochen und Gelenke.

Ursache des Übergewichtes ist immer eine zu hohe Energiezufuhr im Verhältnis zum wirklichen Bedarf. Die überschüssige Energie wird in Form von Fett gespeichert. Der tägliche Gesamtbedarf setzt sich aus einem Grundbedarf und einem Leistungsbedarf zusammen. Der Grundbedarf läßt sich aus dem Körpergewicht berechnen und beträgt 1 kcal/kg Körpergewicht x Stunde. Das entspricht 1680 kcal/24 Stunden für einen 70 kg schweren Menschen. Der Leistungsbedarf richtet sich nach der körperlichen Belastung. Für leichtere Arbeit werden 30%, für mittlere Arbeit 50% und für schwere Arbeit 70–100% des Grundbedarfs angesetzt. Damit benötigt ein 70 kg schwerer Mensch, der mittelschwere Arbeit verrichtet, ca. 2500 kcal/24 Stunden.

Beschwerdebild:

Übergewichtige Menschen leiden häufig unter
- Verdauungsbeschwerden (Blähungen, Verstopfung);
- geringer körperlicher Belastbarkeit;
- Bindegewebserschlaffung (Neigung zu Leistenbrüchen und Krampfadern);
- schlechter Infektabwehr;
- depressiver Verstimmung.

Behandlungsrichtlinien:

Gewichtsreduktion ist eigentlich ganz einfach:
⇒ Verminderung der Energiezufuhr (weniger Essen);
⇒ Erhöhung des Energieverbrauchs (mehr Bewegung).

Dabei muß man sich von vielen liebgewonnenen Gewohnheiten trennen, die oft nicht mehr bewußt wahrgenommen werden. Folgende Regeln sollten beachtet werden:
⇒ keine einseitigen Diäten (können nur kurzzeitig durchgeführt werden);
⇒ Überprüfung der zugeführten Nahrungsmittel auf Notwendigkeit;
⇒ Meidung von Alkohol, fetthaltigen Fleischwaren, Käse und Süßigkeiten;
⇒ regelmäßiges Ausdauertraining (3x/Woche 30–60 min schnelles Gehen, Schwimmen, Radfahren, Joggen – der Puls sollte 140 Schläge/min erreichen).

Vorsicht!
Einseitige Diäten, z.B. Eier-, Brot-, Joghurt- oder Reisdiät, sind nicht geeignet, eine Gewichtsreduktion herbeizuführen. In der Regel wird nur eine vorübergehende Wasserausscheidung bewirkt. Abbau des Fettgewebes kann nur über den Verbrauch bei Ausdauerbelastung erreicht werden.

ÜBERGEWICHT

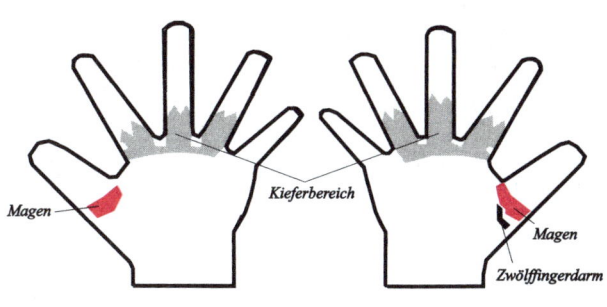

Magen   *Kieferbereich*   *Magen*

Zwölffingerdarm

linke Hand   **rechte Hand**

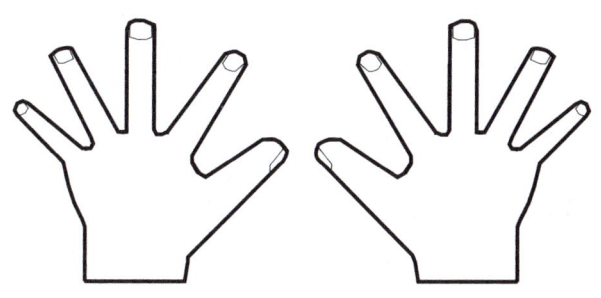

Schwerpunkte	linke Hand		rechte Hand		Technik
	innen	*außen*	*außen*	*innen*	
Magen, Zwölffingerdarm					ableitend
———					aufbauend

199

8.14   Zuckerkrankheit

Definition:

Diabetes mellitus (*griech.* diabaino = gehe hindurch; *lat.* mellitus = honigsüß) liegt vor, wenn der Blutzucker nüchtern 130 mg/dl überschreitet. Am häufigsten treten zwei Formen auf:

● jugendlicher Diabetes: tritt plötzlich auf und betrifft junge Menschen,
  führt rasch zur Insulinpflichtigkeit,
  wird wahrscheinlich durch Virusinfekt ausgelöst;
● Altersdiabetes: entwickelt sich langsam und betrifft ältere, meist übergewichtige Menschen,
  kann anfangs mit Tabletten behandelt werden,
  Veranlagung ist erblich, ausgelöst durch Überernährung.

Ursache ist ein Mangel an Insulin, einem Hormon, das von der Bauchspeicheldrüse in das Blut abgegeben wird.

Beschwerdebild:

Langsame Erhöhungen des Blutzuckers machen keine wesentlichen Beschwerden. Nur starke und schnelle Änderungen führen zu schwerwiegenden Reaktionen:

■ Überzuckerung: Durst, Schwitzen, Pulsbeschleunigung, verstärkte Atmung;
■ Unterzuckerung: Zittern, kalter Schweiß, schneller Puls, rasche Bewußtlosigkeit.

Neben den direkten Auswirkungen der Blutzuckerschwankungen treten häufig Begleiterkrankungen und Folgeschäden auf:

■ Neigung zu Infekten und Hautvereiterungen;
■ Juckreiz;
■ Nierenschädigung;
■ Netzhautveränderungen, Erblindung;
■ Schädigung der Nerven mit Gefühlsstörungen;
■ Beschleunigung der Alterungsvorgänge an Blutgefäßen.

Behandlungsrichtlinien:

Beim jugendlichen Diabetiker steht die Insulinbehandlung im Vordergrund. Hierfür stehen tierische und synthetische Insuline zur Verfügung, die durch Modifizierung rasch oder verzögert ihre Wirkung entfalten.

Beim Altersdiabetes kann mittels Tabletten (Glibenclamid) die Insulinfreisetzung aus der Bauchspeicheldrüse ausgelöst werden. Andere Medikamente (Arcabose) verzögern die Verdauung und Aufnahme von Kohlenhydraten aus dem Darm. Vor einer Insulintherapie müssen folgende Maßnahmen verwirklicht werden:

⇒ Gewichtsnormalisierung, kontrollierte Ernährung;
⇒ regelmäßige Bewegung.

Vorsicht!
Reflexzonenmassage ersetzt nicht die Behandlung mit Tabletten oder Insulin.

ZUCKERKRANKHEIT

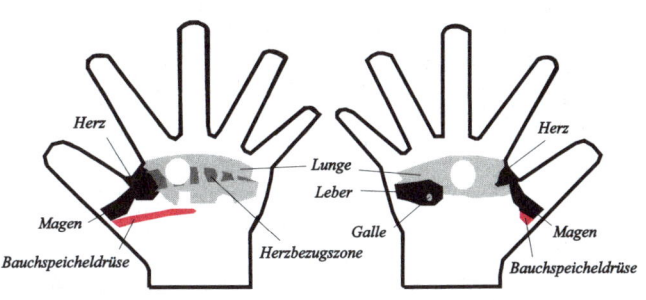

linke Hand   **rechte Hand**

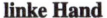

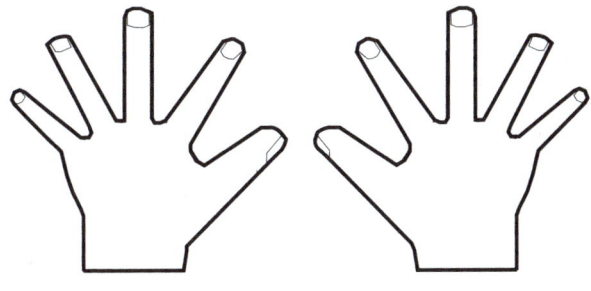

Schwerpunkte	linke Hand		rechte Hand		Technik
	innen	*außen*	*außen*	*innen*	
Bauchspeicheldrüse					ableitend
———					aufbauend

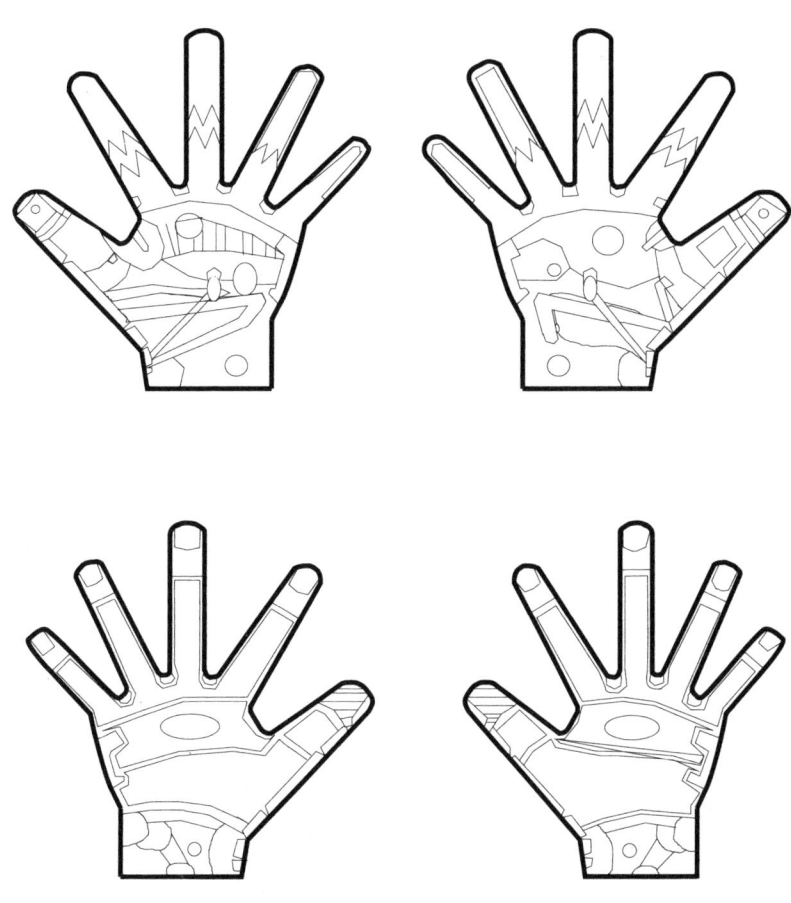

Stichwortverzeichnis

Literaturhinweise

Zur Geschichte:
V. W. von Hagen
Auf der Suche nach den Maya
Reinbek bei Hamburg 1976.

Zur Anatomie:
W. Platzer
Taschenatlas der Anatomie Band 1: Bewegungsapparat
Stuttgart 1991.

H. Leonhardt
Taschenatlas der Anatomie Band 2: Innere Organe
Stuttgart 1991

W. Kahle
Taschenatlas der Anatomie Band 3: Nervensystem und Sinnesorgane
Stuttgart 1991.

Spektrum der Wissenschaft: Verständliche Forschung
Gehirn und Nervensystem
Hamburg 1988.

Zur Krankheitslehre:
G. Vogel, M. Gaisbauer, W. Winkler
Phytotherapie in der Praxis
Köln 1990.

H. P. Wolff, T. R. Weihrauch
Internistische Therapie 1992/93
München 1992.

W. Siegenthaler
Klinische Pathophysiologie
Stuttgart 1979.

S. Silbernagl, A. Despopoulos
Taschenatlas der Physiologie
Stuttgart 1979.

H.-J. Haase, Klingenmünster
Die unter sich selbst leiden
Erlangen 1980.

W. Pschyrembel
Klinisches Wörterbuch
Berlin 1994.

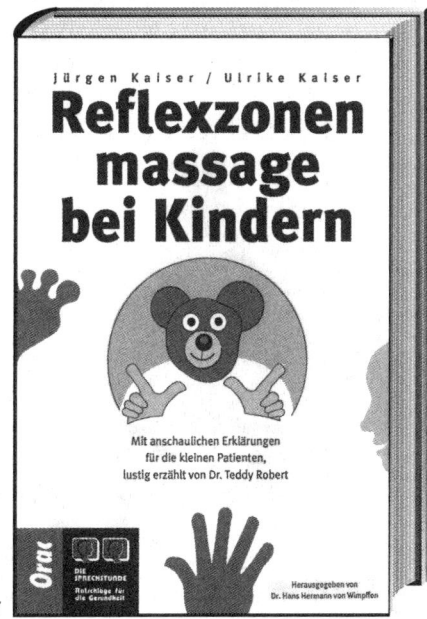
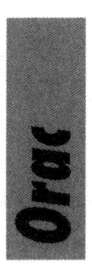

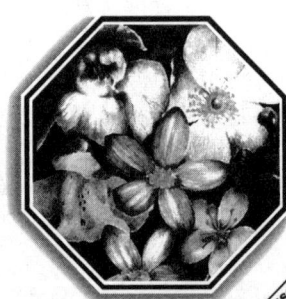